ロジックで進める リウマチ・膠原病診療

萩野 昇
帝京大学ちば総合医療センター第三内科学講座（血液・リウマチ）

医学書院

著者紹介
萩野　昇（はぎの のぼる）

2000年東京大学医学部卒業，横須賀海軍病院インターン，東京大学医学部附属病院・国立国際医療センター（当時）内科研修医，東京都立駒込病院内科シニアレジデントを経て2006年より東京大学医学部附属病院アレルギー・リウマチ内科で診療・臨床教育に従事．2011年6月より帝京大学ちば総合医療センター第三内科学講座（血液・リウマチ）．日本内科学会認定総合内科専門医，日本リウマチ学会認定リウマチ専門医・指導医，米国内科学会会員，米国リウマチ学会上級会員．

ロジックで進める　リウマチ・膠原病診療	
発　行	2018年3月1日　第1版第1刷ⓒ
	2022年2月1日　第1版第5刷
著　者	萩野　昇
発行者	株式会社　医学書院
	代表取締役　金原　俊
	〒113-8719　東京都文京区本郷1-28-23
	電話　03-3817-5600（社内案内）
印刷・製本	三美印刷

本書の複製権・翻訳権・上映権・譲渡権・貸与権・公衆送信権（送信可能化権を含む）は株式会社医学書院が保有します．

ISBN978-4-260-03130-1

本書を無断で複製する行為（複写，スキャン，デジタルデータ化など）は，「私的使用のための複製」など著作権法上の限られた例外を除き禁じられています．大学，病院，診療所，企業などにおいて，業務上使用する目的（診療，研究活動を含む）で上記の行為を行うことは，その使用範囲が内部的であっても，私的使用には該当せず，違法です．また私的使用に該当する場合であっても，代行業者等の第三者に依頼して上記の行為を行うことは違法となります．

JCOPY　〈出版者著作権管理機構　委託出版物〉
本書の無断複製は著作権法上での例外を除き禁じられています．複製される場合は，そのつど事前に，出版者著作権管理機構（電話 03-5244-5088，FAX 03-5244-5089，info@jcopy.or.jp）の許諾を得てください．

まえがき

　本書はプライマリ・ケアのセッティングでリウマチ性疾患・膠原病を診療するための方法について，主に「筋骨格・軟部組織の診察」という観点からまとめた叙説（Discours de la méthode）である．

　個々の疾患について，あるいはその治療薬（生物学的製剤など）については優れた教科書・モノグラフが数多あるが，その疾患を「どのように疑い，どのように追いつめるか」，治療薬を「何をもとに決定し，どのように使用するか」など，根柢にある考え方を説いたものが意外と見当たらず，初期～後期研修医への説明に時間を要することがあったため，自分の思考経路（ロジック）を開陳するつもりで書いた．言ってみれば，本書は優れた「単語集」「用例集」を使いこなすための「リウマチ・膠原病診療の初級文法書」を目指したものである．文法書は無味乾燥となりがちであるため，通読可能となるように，多くの注釈（Huggy's Memo）を付した*．

　英国の哲学者ギルバート・ライルは，知識を "knowing that" 型と "knowing how" 型に分類し，"knowing how to operate is not knowing how to tell how to operate" と的確に表現している．本書で述べられた個々の事項は，先人の業績を参照したもので，特に新しいことはないが，その事項を徹底して臨床現場で「斬れるかたち」に配列し，多くの注釈をつけて，"how to practice" が伝わるように工夫した点が，あえて言えば「本書の新しさ」である．

　リウマチ・膠原病診療の魅力の1つとして，適切な診断と治療方針には，苦痛から解き放たれた「患者の笑顔」が漏れなくついてくる，ということが挙げられる．その魅力が伝わる本になったかどうか，それはひとえに本書の読者が，本書内容の実践を通じて，より多くの「患者の笑顔」によって迎えられたかどうかによって証されることだと思う．

　また，決して大部とはいえない本書だが，浅学の身では一冊にまとめるために多大な労苦を要し，自身の菲才が痛感された．読者の皆様のご批判を乞う次第である．

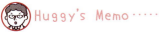

* 注釈だけ拾い読みしていくのも面白いかもしれない．リウマチ・膠原病診療の裏道．

医学書院の滝沢英行氏には本書のもとになる連載「あたらしいリウマチ・膠原病診療の話」（medicina）をご提案いただき，本書の完成に至るまで一貫してご努力いただいた．また，『なんびょうにっき』（フリンジブックス）でご自身の成人スティル病との闘病記を描いておられる，さとうみゆきさんに本書イラストをお願いできたのも僥倖であった．記して感謝の意を表する次第である．

　聖路加国際病院リウマチ膠原病センターの岡田正人先生・岸本暢将先生が主催される「リウマチ・膠原病セミナー」ではいつも多くを学んでいると同時に，筆者が本書で開陳したような「考え方」を披瀝する最初の場にさせていただいている．そこで得られた反応が本書の通奏低音である．

　最後に，本書は息子の夜泣きの合間に書かれ，娘の誕生とほぼ同時に完成したことを，家族への感謝とともに記しておきたい．

　平成 30 年 1 月 9 日

萩野　昇

目 次

覚えておくべき "即席リウマチ・膠原病診療" ……… viii
1 年齢・性別・主訴からの鑑別診断として代表的なもの ……… viii
2 各疾患の診断のポイント ……… x
3 発症の早さと経過による診断のポイント ……… xviii

I リウマチ・膠原病へのアプローチ ……… 1

01 リウマチ・膠原病診療の考え方 ……… 2
あたらしいリウマチ・膠原病診療 ……… 2
リウマチ・膠原病診療でつまずきやすいポイント ……… 3
変化するステロイドの立ち位置 ……… 5
リウマチ・膠原病診療の考え方 ……… 5

02 関節症状へのアプローチ ……… 8
来院のたびに愁訴の増える「逃げ出したくなる」患者 ……… 8
「非外傷性」に起こる関節・筋・骨格の愁訴 ……… 9
患者の年齢・性別・主訴（来院事由）とその持続時間を聴取する ……… 9
リウマチ性疾患を「追い詰める」～近づいたり遠ざかったり～ ……… 11
他疾患を「除外する」 ……… 13
まとめ―病歴聴取の基本ストラテジー ……… 13

03 関節・筋骨格・軟部組織の診察 ……… 15
身体診察でわかることは何か ……… 15
関節の痛みの診察―痛みを局在化する ……… 16
プライマリ・ケアにおける関節診察の目的 ……… 18
手・手指関節の診察 ……… 19
手・手指関節痛の鑑別診断 ……… 22
肘の診察 ……… 23
肩の診察 ……… 24
局在診断を考えながらの診察 ……… 25

股関節の診察 ··· 28
　　　膝関節の診察 ··· 29
　　　足関節・足趾の診察 ··· 30

04 皮膚症状へのアプローチ ·· 32
　　　一発診断からの訣別 ··· 32
　　　皮膚解剖・生理を理解する—皮膚の「読影」のために ························· 33
　　　リウマチ性疾患では何を「探しにいくべきか」 ································· 34
　　　「手は口ほどにものをいう」ふたたび ·· 36
　　　皮膚所見と関節所見を統合させる ··· 39

05 長引く発熱（不明熱）へのアプローチ ··· 41
　　　体温調節と発熱の生理学 ·· 41
　　　不明熱の定義と臨床現場での実際 ··· 42
　　　発熱・高体温症と「炎症反応」 ·· 45
　　　「障害臓器・システムを絞る」ための飛び道具：FDG-PET ···················· 46
　　　リウマチ科的な考え方に立ち戻る ··· 47

06 プライマリ・ケアのための臨床免疫学 ·· 49
　　　臨床で使うロジックとしての免疫学 ··· 49
　　　自然免疫と獲得免疫 ··· 50
　　　適切な免疫反応と自己免疫（炎症）性疾患 ···································· 51

II リウマチ・膠原病の薬—治療にはどんな武器があるのか？ ················ 57

07 ステロイドの使い方 ·· 58
　　　ステロイド治療の3原則 ·· 58
　　　最適な臨床使用法を考える ·· 60
　　　実際の使用例 ··· 63
　　　ステロイド投与時の副作用と対策：(1)感染症予防 ···························· 64
　　　ステロイド投与時の副作用と対策：(2)骨粗鬆症予防 ·························· 67
　　　消化性潰瘍予防 ··· 69

08 免疫抑制薬の使い方 ··· 71
　　　ステロイドと免疫抑制薬 ·· 71
　　　どの免疫抑制薬を選択するか ··· 72
　　　各免疫抑制薬の用法と副作用—吊り橋を渡るように ·························· 73
　　　副作用の伝え方 ··· 80

III リウマチ・膠原病の診断とマネジメント … 83

09 関節リウマチの診断とマネジメント … 84
- 早期の診断 … 84
- 治療開始 … 87
- Treat to Target … 90
- 長期罹患リウマチ患者とどう向きあうか―ルノアールの治療を考える … 92
- 長期罹患リウマチ患者の治療における 8 つのアジェンダ … 93

10 プライマリ・ケアにおける膠原病の診断とマネジメント … 100
- 膠原病の分類 … 100
- 全身性エリテマトーデス(SLE) … 101
- 炎症性筋疾患 … 107
- 血管炎 … 109
- 全身性硬化症，Sjögren 症候群 … 116

11 全身の痛みへのアプローチとマネジメント … 117
- 「全身の痛み」に遭遇したら … 117
- 「全身の痛み」の鑑別診断 … 119

12 リウマチ性疾患の緊急事態 … 126
- 診断閾値と治療閾値 … 126
- 主訴から考えるべき鑑別診断 … 128
- "Living with uncertainty" … 134

13 内分泌疾患による筋骨格症状 … 135
- 更年期障害(エストロゲン低下に伴う関節症状) … 135
- 糖尿病 … 136
- 甲状腺機能低下症 … 138
- その他の疾患 … 138

14 膠原病 mimics … 140
- 血管炎 mimics … 140
- 全身性硬化症 mimics … 144
- 炎症性筋疾患 mimics … 145

索引 … 147

装丁・ブックデザイン 長谷川周平／イラスト さとうみゆき

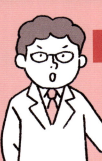

覚えておくべき "即席リウマチ・膠原病診療" 1

年齢・性別・主訴からの鑑別診断として代表的なもの
(ヒューリスティックス)

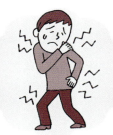

若年者の急性多発関節痛,「全身の痛み」

 パルボウイルス B19 感染症, 淋菌性関節炎, 急性 B 型肝炎, 急性 HIV 感染症

- パルボウイルス B19 感染症による関節炎は女性に多い. 急性 B 型肝炎の「前黄疸期」に関節リウマチに類似した多関節炎を認めることがある. 性関連感染症(STD)が「全身の痛み」の原因となることに注意.

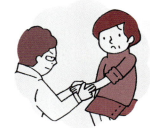

50 歳前後の女性, 手指のこわばり

 更年期障害

- 軽度の手指腫脹を伴うが, 圧痛のほうが目立つ. 早期の変形性関節症を合併して症状が遷延するケースもある.

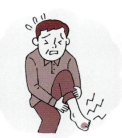

中年男性, 足趾の急性関節炎

 痛風性関節炎

- 第 1 MTP 関節に好発するが, 適切な尿酸降下療法がなされなかった場合, 慢性多関節炎に移行するケースがある. アキレス腱下滑液包の炎症から「踵の痛み」で初発することも.

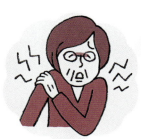

60 歳以降の急性〜亜急性の「全身の痛み」

 リウマチ性多発筋痛症(PMR)

- 患者は発症日を覚えていることがしばしばある. 感染症・悪性腫瘍の除外が診断の鍵.

覚えておくべき"即席リウマチ・膠原病診療"

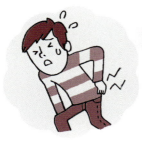

40歳以下の慢性腰痛

 体軸性脊椎関節炎による炎症性腰痛

💬 非ステロイド性抗炎症薬（NSAIDs）が比較的よく効くため、診断がつかないまま見逃され続けるケースもしばしば．

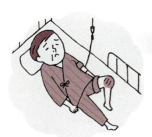

高齢者の入院中に生じた関節炎

 CPPD沈着症候群

💬 安静がリスク因子となりうる．肺炎などの感染症治療経過で炎症反応が上昇した際の鑑別診断として重要．

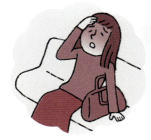

若い女性の不明熱，リウマトイド因子・抗核抗体とも陰性

 高安動脈炎，（Crohn病など）炎症性腸疾患，サルコイドーシス，成人スティル病

💬 「リウマトイド因子・抗核抗体（その他の自己抗体）陰性」＝「膠原病は否定的」ではない．例えば高安動脈炎・サルコイドーシス・成人スティル病はいずれも自己抗体陰性である（炎症性腸疾患の一部でANCAが陽性になることはある）．まずは頸部に聴診器を当てて高安動脈炎による内頸動脈狭窄の所見がないかを探しにいくこと．

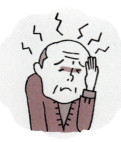

高齢発症の頭痛，複視

 巨細胞性動脈炎

💬 典型的なリウマチ性多発筋痛症が合併するケースもあるが，軽度の「風邪症状」の後に突然「黒内障」が生じて診断に至るケースもある．側頭動脈の圧痛，頭皮全体の痛み，複視，顎跛行などが特徴的．

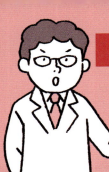

覚えておくべき"即席リウマチ・膠原病診療" 2

各疾患の診断のポイント

📄 関節リウマチ（RA）

自己免疫性多滑膜炎であり，「関節破壊の抑制」「疼痛の緩和」「生命予後の改善」が主たる治療の目標である．より早期の適切な診断・治療とともに，長期罹病者の疼痛緩和や合併症治療が重要である．

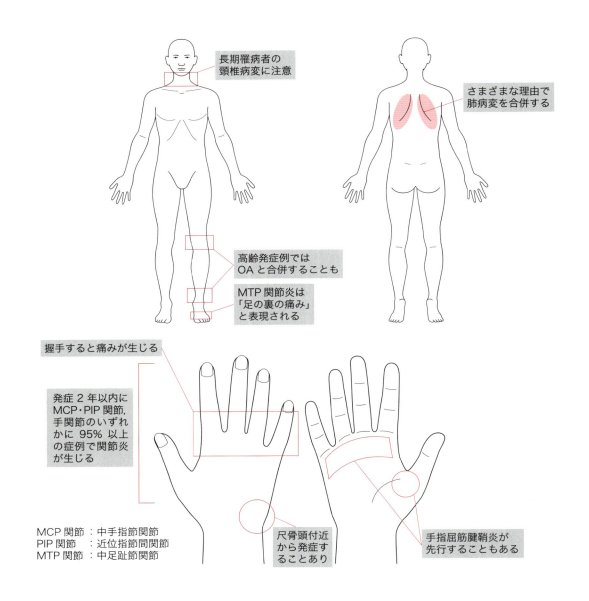

覚えておくべき "即席リウマチ・膠原病診療"

📑 乾癬性関節炎

脊椎関節炎の一型で，「付着部炎」「腱炎」「腱鞘滑膜炎」が特徴である．診断の時点で乾癬の皮疹を認めない（関節炎先行型）こともある．

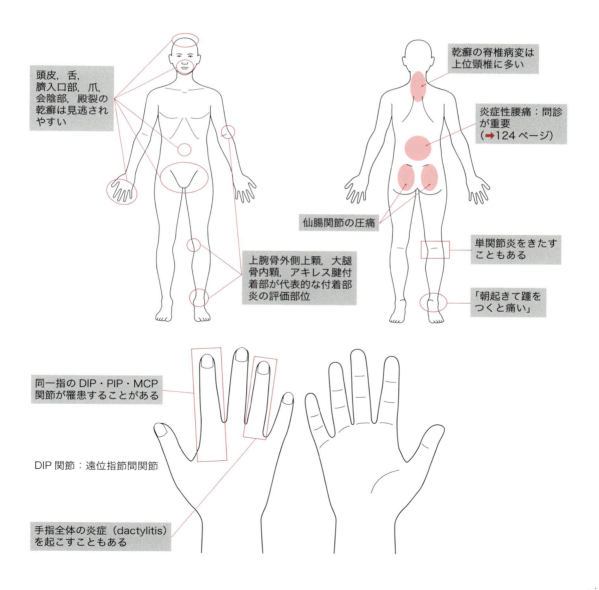

- 頭皮，舌，臍入口部，爪，会陰部，殿裂の乾癬は見逃されやすい
- 上腕骨外側上顆，大腿骨内顆，アキレス腱付着部が代表的な付着部炎の評価部位
- 乾癬の脊椎病変は上位頸椎に多い
- 炎症性腰痛：問診が重要（➡124ページ）
- 仙腸関節の圧痛
- 単関節炎をきたすこともある
- 「朝起きて踵をつくと痛い」
- 同一指のDIP・PIP・MCP関節が罹患することがある
- DIP関節：遠位指節間関節
- 手指全体の炎症（dactylitis）を起こすこともある

xi

各疾患の診断のポイント

覚えておくべき "即席リウマチ・膠原病診療" 2

📄 CPPD 沈着症候群

偽痛風（急性単関節炎）のほか，さまざまな臨床所見を呈する結晶性関節炎．単純 X 線写真での軟骨石灰化は特異的所見とは言えず，感染症除外の意味からも罹患関節の穿刺，吸引が望ましい．若年者に発症した場合，全身性疾患（副甲状腺機能亢進症，Gitelman 症候群，ヘモクロマトーシスなど）の可能性を考慮．

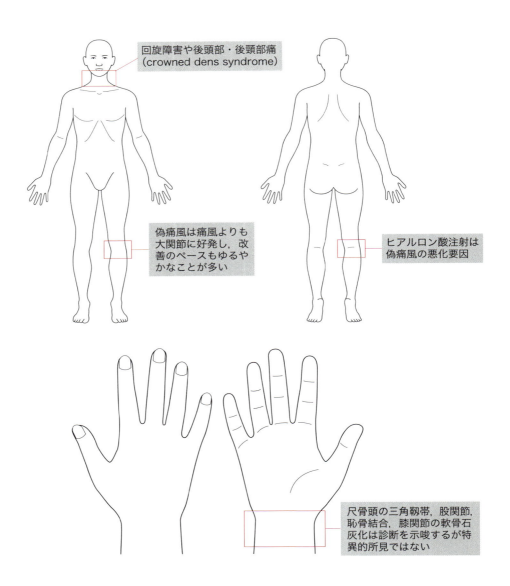

覚えておくべき "即席リウマチ・膠原病診療"

📋 皮膚筋炎

皮膚症状の多くはケブネル（Köbner）現象で，物理的刺激を受ける場所に出やすい．自己抗体の種類によっても病像は細かく異なるが，① 呼吸，循環，嚥下に関与する筋肉の炎症，② 間質性肺炎の合併，③ 悪性腫瘍の合併の 3 点は共通する注意事項である．

抗 ARS 抗体症候群（→ 108 ページ）では関節炎や Raynaud 現象が目立つ．

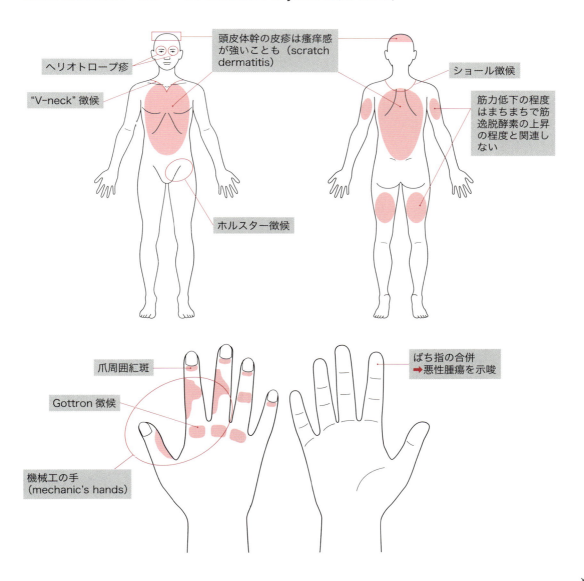

覚えておくべき"即席リウマチ・膠原病診療"2
各疾患の診断のポイント

📋 リウマチ性多発筋痛症（PMR）

高齢者の急性〜亜急性に発症する「くび，かた，こし，あし」の痛みで，その本態は滑液包炎である．高齢発症関節リウマチやCPPD沈着症候群が主な鑑別対象だが，感染症と腫瘍の慎重な除外が必要．

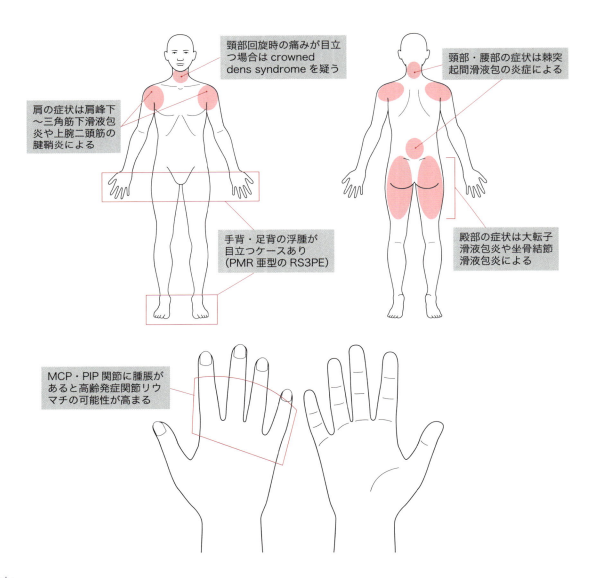

覚えておくべき "即席リウマチ・膠原病診療"

📄 全身性エリテマトーデス（SLE）

臓器障害の起こり方が多彩であるため，臨床像もさまざまである．かつてはこの疾患の診断＝ステロイドを一生内服し続けることであったが，近年では薬剤の進化・病態の理解によりステロイド一辺倒ではなくなりつつある．ただし，それは早期での適切な診断を前提とする．

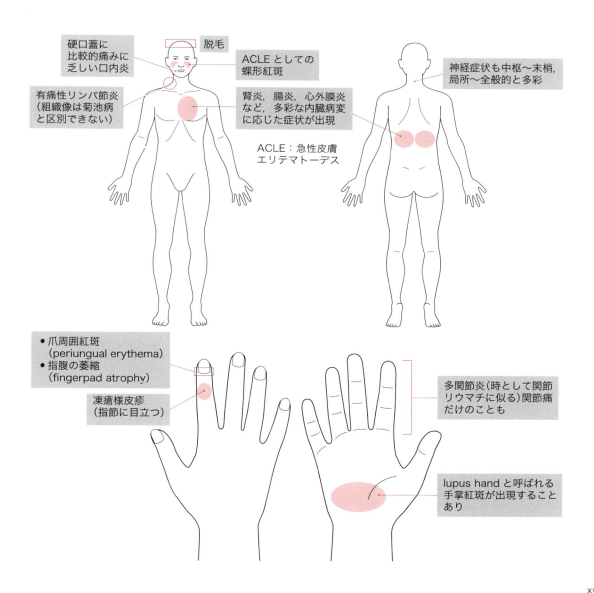

覚えておくべき "即席リウマチ・膠原病診療" 2
各疾患の診断のポイント

全身性硬化症(SSc)

血管内皮細胞と線維芽細胞の異常を特徴とする慢性炎症性・自己免疫性疾患．皮膚硬化の程度と内臓(肺，消化管など)の重症度は並行しない．より早期の診断で予後改善が期待される．

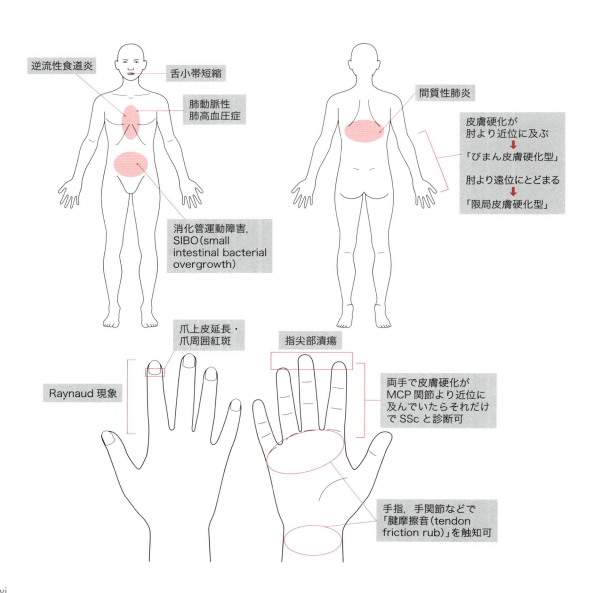

覚えておくべき "即席リウマチ・膠原病診療"

📋 変形性関節症（OA）

非常に common だが謎の多い病態．単純 X 線写真上の進行と臨床症状は必ずしも一致せず，むしろ発症早期に症状が強い傾向がある．X 線写真の特徴は関節裂隙の狭小化，軟骨下骨の硬化，骨棘の形成などで一部で非常に強い関節破壊を引き起こす（erosive OA）．

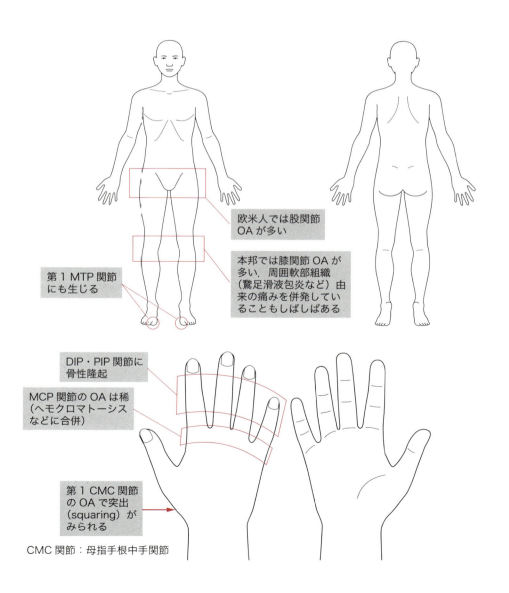

欧米人では股関節 OA が多い

本邦では膝関節 OA が多い．周囲軟部組織（鵞足滑液包炎など）由来の痛みを併発していることもしばしばある

第 1 MTP 関節にも生じる

DIP・PIP 関節に骨性隆起

MCP 関節の OA は稀（ヘモクロマトーシスなどに合併）

第 1 CMC 関節の OA で突出（squaring）がみられる

CMC 関節：母指手根中手関節

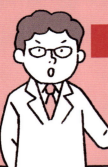

覚えておくべき"即席リウマチ・膠原病診療" 3
発症の早さと経過による診断のポイント

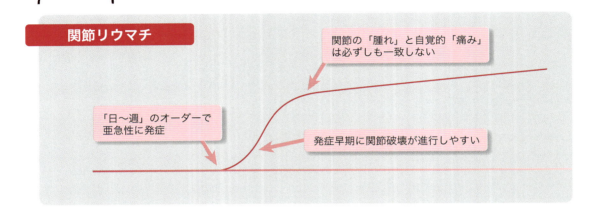

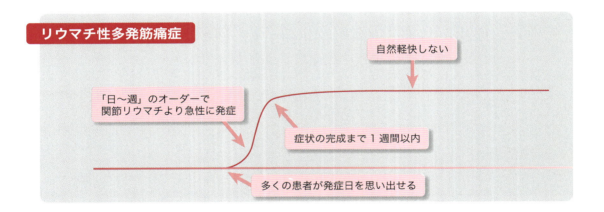

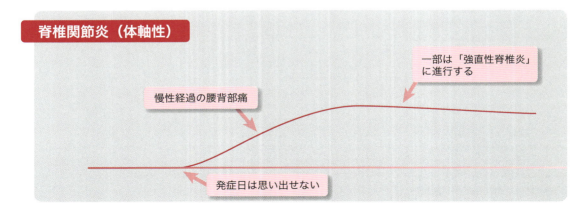

覚えておくべき "即席リウマチ・膠原病診療"

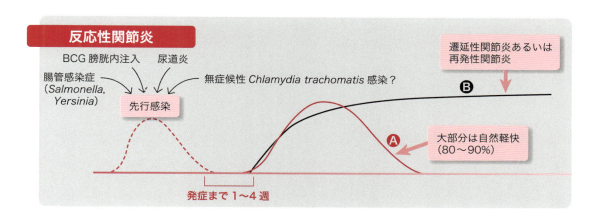

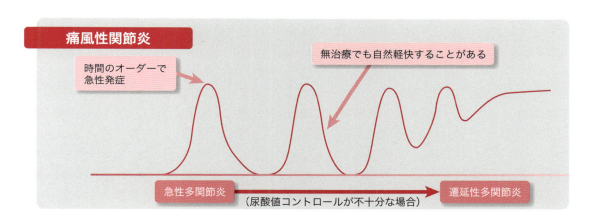

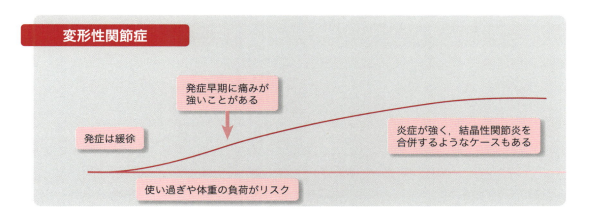

I

リウマチ・膠原病へのアプローチ

I．リウマチ・膠原病へのアプローチ

01

リウマチ・膠原病診療の考え方

Do Not Miss !
- 疑う（Suspect）：患者の症状・徴候が，ある特定の膠原病（血管炎，SLE など）の可能性を示唆していることを認識する．
- 迫る（Pursue）：その膠原病に特異的な検査所見の有無を探し，適切な病理検体を採取する．
- 除外する（Rule out）：その膠原病に似た病状を呈する諸疾患の可能性を検索・除外する．
- フォローする（Follow up）：治療経過でその膠原病の臨床経過として矛盾はないか，観察・フォローする．

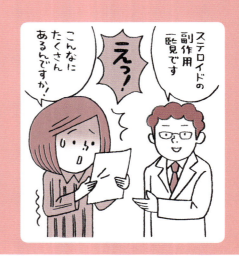

あたらしいリウマチ・膠原病診療

あたらしいリウマチ・膠原病診療の話をしようと思う．

関節リウマチ（rheumatoid arthritis：RA）の治療は年々進化しており，生物学的製剤を使わない関節リウマチの診療は今日あり得ない，と専門家は言う．専門家でない者にとっては随分ハードルの高い話だと思う．また，膠原病診療は要するにステロイドの量を「増やす」「減らす」「維持する」の三択のどれかだ，というイメージも根強い．打つ手がそれだけしかないのだとすれば，これもひどく閉塞感の強い話だと思う．内科の慢性疾患は「良くなっているのか悪くなっているのかすらわからない」と揶揄されることがあり，その最たるものが膠原病であるとされる．が，本当にそうだろうか．

こうした旧来のイメージを脱し，新たなロジックを提示し，リウマチ・膠原病診療の可能性を広く天空に解き放ちたい．本書は，そのような動機で書き始められている．結果として新鮮な風を感じていただけるかどうかは読者の判断に委ねるしかないが，本書に通底する「あたらしいリウマチ・膠原病診療」の息吹を感じ取ってほしい[*1]．

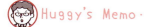 Huggy's Memo

裏タイトル "Thinking like a rheumatologist"
関節のみならず筋骨格・軟部組織に生じるプロブレム全体に対応できる「リウマチ科医（rheumatologist）」はどう診察するのかを示したい．

リウマチ・膠原病診療でつまずきやすいポイント

さて，上空の風を感じる前に，まずは足元の小石を片づけることから始めたい．
リウマチ・膠原病診療でつまずきやすいポイントは，以下の3つが代表的である．

1. 診断が単一の検査によって決まらない．
2. 治療効果判定も単一の検査では行わない．
3. 内科的な切り口での筋骨格・軟部組織の診療方法を学ぶ機会が少ない．

さらに番外として，ステロイド（という副作用の多い薬）を長期間，場合によっては大量に使用する必要があるということが，リウマチ・膠原病の難解なイメージを決定していると思われる．
以下，順次見ていこう．

1. 診断が単一の検査によって決まらない
（しかも「診断基準」ではなく「分類基準」がある）

例えば，高血圧症や糖尿病は，多少の紆余曲折があったとしても，基本的に「誰がみても文句のつけようのない」形で診断が決まる．もちろん，高血圧症が本態性か二次性か，糖尿病が1型か2型か，などの判断が難しいことはあるが，高血圧症・糖尿病の診断そのものに困ることはそれほど多くない．

リウマチ・膠原病の分野では，リウマトイド因子が陽性だからといって関節リウマチとは限らず，陰性だからといって関節リウマチではないとも言えない．専門家は「リウマトイド因子や抗CCP抗体は分類基準の1項目に過ぎない」と言う．高ければ高いほど関節リウマチの可能性が上がるわけでも，関節リウマチが重症になるわけでもないらしい．HbA1cが15%で「重症の糖尿病」というのとは話が違う．米国糖尿病学会はすべての入院患者でHbA1cを測定することを推奨しているが，米国リウマチ学会がいかに関節リウマチの早期診断に重きを置いていたとしても，すべての入院患者でリウマトイド因子を測定することを推奨することは今後も決してないだろう．

2. 治療効果判定も単一の検査では行わない

降圧薬を内服すれば血圧は下がり，血糖降下薬を内服すればHbA1cは低下する．生命予後に関連したsurrogate marker（代替指標）を簡単に知ることができるのは，「診療の

Huggy's Memo

*1 「膠原病」という名称は，その名が冠された疾患のなかに「膠原線維」に一次性の病変を有さないものがあるため，命名間違い（misnomer）であるとの指摘があるが，英語圏でしばしば使われる"connective tissue disease(s)"の和訳「結合組織疾患」には遺伝性結合組織疾患のイメージが強い．そこで，「リウマチ」という単語を，「関節リウマチ」という単一疾患を指すものとしてではなく，rheumatism全般の意味，すなわち筋骨格・軟部組織に症状の現れる疾患全般，という意味で使用し，「リウマチ・膠原病」とした．
2014年に亡くなられた七川歓次先生（滋賀医科大学名誉教授）は「本邦には『関節リウマチ医』はいても『リウマチ科医』はいない」と嘆じておられた．

■ I．リウマチ・膠原病へのアプローチ

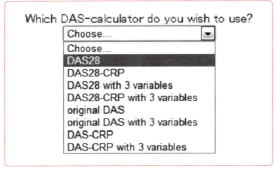

図1　そちらで選んでいただけませんか
(http://www.das-score.nl/das28/DAScalculators/dasculators.html より)

普遍化」の観点から望ましいことである[*2]．

　関節リウマチの評価方法は「多数」ある．ACR-20・50・70 や DAS28 という単語をどこかで目にしたことがあるかもしれない．前者は主に臨床研究で使用される煩雑なセットなので省略するとして，DAS28 は「28個の関節を1つひとつ触診して，それぞれについて圧痛があるか・腫脹があるかを記載し，さらに患者が感じる『全般的な調子』を 0〜100 の間で評価して，それを『複雑な式』に放り込んで……」

　その「複雑な式」を検索すると，さらに「何通りもの計算式」があることに否応なく気づかされる(図1)．リウマチ・膠原病を専門にしている医師でなければすでに「お腹いっぱい」だろう[*3]．

3. 内科的な切り口での筋骨格・軟部組織の診療方法を学ぶ機会が少ない

　厚生労働省の定める「卒後臨床研修において経験すべき診察法・検査・手技」には，「骨・関節・筋肉系の診察ができ，記載できる」という到達目標が明記されている．

　その一方で，多くの医学部では「膠原病」や「リウマチ性疾患」のタイトルを冠して，総論事項としての臨床免疫学，ならびに各論としてリウマチ・膠原病に分類される疾患についての講義が行われているが，「骨・関節・筋肉系の愁訴を抱えた患者へのアプローチ」についての具体的な講義や，内科診断学実習の機会がある大学はごく一部である．整形

Huggy's Memo

[*2] 関節リウマチの治療が "Treat to Target(T2T)" の掛け声のもと，糖尿病や高血圧症，脂質代謝異常症の診療を目指して変革してきた一方で，脂質代謝異常症の最近のガイドラインでは "Target" という考え方が棄却されているように見えるのはアイロニカルである(2013 ACC/AHA Guideline on the Treatment of Blood Cholesterol to Reduce Atherosclerotic Cardiovascular Risk in Adults)．
また，脂質代謝異常症における low density lipoprotein(LDL) は長期予後の surrogate marker として本当に適切かどうかはいまだに議論の余地があり，例えばスタチン以外の薬では「LDL を低下させても心血管イベントを減少させるというデータはわずか」である．

[*3] ちなみに全身性エリテマトーデス(SLE)の疾患活動性評価法は主要なものだけで7種類ある(BILAG, SLEDAI, SLAM, ECLAM, LAI, SIS, SRI)．米国で「約50年ぶりに」SLE の治療薬として FDA の承認を受けた belimumab (Benlysta®) は，SLE responder index(SRI) という，まさしく belimumab の第Ⅱ相試験から導出された複合指標 (composite index) を primary endpoint として，無作為化比較試験で有意差のある結果を得たのであった．やったね！
(参考文献：Furie RA, et al：Novel evidence-based systemic lupus erythematosus responder index. Arthritis Rheum 61：1143-1151, 2009)

外科についても，冠名徴候（例：フィンケルシュタインテスト）が部位別，あるいは疾患別にまとめられていることはあるが，全体として「筋骨格・軟部組織の症状を訴える患者にどのようにアプローチすべきか」という内容の講義・実習は，これもごく一部の大学で行われているのみである[*4]．

変化するステロイドの立ち位置

これらの「躓きの石」に加えて，膠原病という疾患群のイメージを規定しているものの一部はステロイドの内的・外見的な副作用である．

リウマチ・膠原病治療において，ステロイドの立ち位置は絶えず変化している．
より良い方法（疾患の早期診断・ステロイド以外の特異的な免疫抑制薬や免疫調整薬の使用・副作用対策の進歩）の開発によって，ステロイドは，まるで「居合抜きのように」その強力な抗炎症作用を利用し，炎症を「斬った」後は素早く鞘に収めるような（従来の慣習的使い方よりも急速に減量し，可能なら中止する）使い方がメインになりつつある．
副腎皮質の機能を非可逆的に抑制するほど長期にわたってダラダラと使用し，湿潤気候の（すなわち真菌感染の危険が高いかもしれない）本邦で非特異的に細胞性免疫を抑え続けるのは賢明とは言いがたい．
ムーンフェイスのためマスクを着用し，腰椎圧迫骨折のために車椅子で移動している，というステレオタイプの「膠原病患者のイメージ」は，本当にほかに方法がない難しいケースを別にして，やがて消え去るであろうと言ってみたくなる．消え去ってほしい．

しかし，ステロイドがリウマチ・膠原病診療においてまだまだ頼れる薬であることは間違いない．何より50年以上にわたって使われてきた薬であり，知られている副作用の数は臨床における経験値の高さを物語っている．本書でも1章分を用いて「ステロイドの正しい使い方（あるいは，正しく『使わない』方法）」（➡ 58 ページ）について考えてみたい．その際に，本章タイトル部分のイラスト（➡ 2 ページ）のような，医療従事者にとっては日常の（ということは，そうではない大多数にとっては圧倒的に非日常の）シチュエーションについても考察する．

リウマチ・膠原病診療の考え方

それでは，リウマチ科医は何をどのようにして診断し，治療しているのだろうか？当然ながら無原則に診療を行っているわけではないが，その原則はしばしば「見えにく

 Huggy's Memo

[*4] 筆者が医学生であった頃に比較すると，現在の学生さんたちは圧倒的に problem-oriented な教育を受けているはずだが，少なくとも市販されている「学生向け教科書」にはそのような章立ては見受けられなかった．

い」．これは，消化器内科医が内視鏡で出血性胃潰瘍を診断したり，循環器内科医が冠動脈造影で心筋梗塞を診断したりするのとは少し「別の箇所に」重点を置いた考え方をしているからと言える(図2)*5．

リウマチ科医は，筋骨格・軟部組織に症状を有する患者を前にして，個々の所見を詳細に拾い上げ，検査データと統合して，「この患者に何が起きているか」を免疫学的に推論しなければならない．そして，患者の症状がすべて既知の疾患［例えば，全身性エリテマトーデス(systemic lupus erythematosus：SLE)］で分類・説明できるとしても，なお別の疾患(例えば，パルボウイルス B19 感染症)によって現在の患者の症状が引き起こされている可能性を検討し，他疾患が十分に除外されたところで治療を開始する．

これら一連の流れは以下の 4 ステップ("SPRF")にまとめられる．

 必ずリウマチ・膠原病診療の 4 ステップ("SPRF")で進める．

Step 1　疑う（Suspect）
患者の症状・徴候が，ある特定の膠原病（血管炎，SLE など）の可能性を示唆していることを認識する．

Step 2　迫る（Pursue）
その膠原病に特異的な検査所見の有無を探し，適切な病理検体を採取する．

Step 3　除外する（Rule out）
その膠原病に似た病状を呈する諸疾患の可能性を検索・除外する．

Step 4　フォローする（Follow up）
治療経過でその膠原病の臨床経過として矛盾はないか，観察・フォローする．

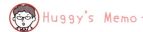

*5 学生さんをリウマチ科に勧誘するとき，意表をつくため「『くだ』と『どろどろ』，どっちが好き？」と聞いてみたりする．

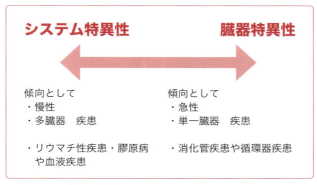

図2 さまざまな疾患の見え方の違い

　こうして書いてしまうと呆気ないが，この「4ステップ」が，患者の各症状・徴候（それは初診時からすべてそろっているとは限らない）について時間経過のなかで繰り返し評価されている「SPRFサイクル」こそが「リウマチ科医の頭の中で回っているもの」であると言えよう．

＊＊＊

　次章以降，「リウマチ科医の頭の中身」をなるべく平易に説明し，"Thinking like a rheumatologist"とはどのようなものであるかということを体験していただきたい．

I. リウマチ・膠原病へのアプローチ

02

関節症状へのアプローチ

Do Not Miss !
- 病歴によって「急性か遷延性か」「単関節の症状か，多関節か」を把握し，同時に随伴する関節外症状を聴取する．
- 診察によって関節症状が関節炎（滑膜炎）に起因するのか，関節近傍の構造の異常によるものかを判別し，さらに「関節外症状」の有無を探す．
- 得られた所見が特定のリウマチ性疾患に合致するかを判定し，同時にそれらに似た徴候をきたす感染症その他の疾患を除外する．

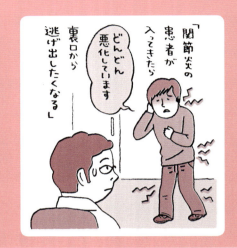

来院のたびに愁訴の増える「逃げ出したくなる」患者

「関節炎の患者が入ってきたら，裏口から逃げ出したくなる」
"When a patient with arthritis walks in the front door, I feel like leaving out the back door."

—サー・ウィリアム・オスラー

　ある日，診察室に若い男性が入ってくる．問診票には「足が腫れて痛い」と記載している．型どおりの"OPQRST"（表1）を聴取するが，特定の疾患に絞り込めない．右足関節が腫れているように見えるが，皮膚の発赤は伴わない．外傷歴もはっきりしない．
　右足関節2方向のX線をオーダーしてみたものの，軟部組織陰影が軽度腫脹している以外にはっきりした異常はなさそうに見える．「レントゲンは正常だった」と患者さんに説明し，"ルーチンの"血液検査に加えてリウマトイド因子と抗核抗体をオーダーして，「湿布と，頓用の痛み止め」を処方してお帰りいただいた．
　翌週，足の腫れ・痛みは変化なし．患者さんからは「最近，寝違えて背中が痛い」と，愁訴が増えている．血液検査ではリウマトイド因子も抗核抗体も陰性だが，尿酸値が7.2 mg/dLと高い．こんな痛風発作があるのだろうか？ UpToDate® の "Treatment of Acute Gout" の項を参照し，気管支喘息発作で使い慣れているプレドニゾロン30 mg/日

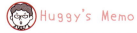**Huggy's Memo**

裏タイトル「レントゲンは正常」問題，あるいは「湿布と痛み止め出しときます」問題からの脱却

表1　OPQRST

・O(onset)：発症様式
・P(palliative/provocative)：増悪・寛解因子
・Q(quality/quantity)：症状の性質・ひどさ
・R(region/radiation)：場所・放散の有無
・S(associated symptom)：随伴症状
・T(time course)：時間経過

を1週間処方した．

　さらに翌週，足の腫れ・痛みは「あまり変化ない」が，「首の後ろの痛みが増している」とのこと．加えて「昔，何かの痛み止めで喘息発作が出た．今回も痛み止めを飲んだら少し具合が悪くなったので，湿布だけ使ったが痛みはあまり良くならない．痛みのため，仕事に支障が出ている」と患者さんは言っている……．

　そろそろ裏口から逃げ出したくなっただろうか？

「非外傷性」に起こる関節・筋・骨格の愁訴

　プライマリ・ケアの場では外傷を契機とした筋骨格系の疼痛を診察する頻度が高いと思われる．無論，それはきわめて重要だが，ここでは主に「非外傷性」に起こる関節・筋・骨格の愁訴に対してどのようにアプローチすべきかを考えてみたい．厳密には「軽微な外傷(外力)の繰り返し」に起因している愁訴も含め，特に「X線をオーダーする前に」考えておかねばならないことの流れを詳述する．

患者の年齢・性別・主訴(来院事由)とその持続時間を聴取する

　ここで直ちに思い浮かぶ(鑑別)診断のリストがある．表2, 3に例示したものはその一部で，リウマチ科医は年齢・性別・主訴からこれらの診断名を思い浮かべつつ，オープンエンドの病歴聴取によって，その診断が採択される(その診断で矛盾しない病歴が得られる)か，それとも棄却されるかを判断している．病歴聴取とともに視診が始まっているのが通例であり，例えば特定の関節や部位の痛み(膝関節，腰部など)が主訴であれば，その関節や疼痛部位を露出してもらいながら(場合によっては痛む部位に軽く手を当てて[*5])，その局所に熱感や腫脹など「炎症の徴候」があるかどうかについても見当をつけることが可能である．

　単関節の症状か，それとも複数関節にまたがる症状なのか，急性の症状か，遷延性なのかについて特に注意を払うと，その後の鑑別診断が方向づけされる(➡ 巻頭viii〜xixページ参照)．

　注：表2, 3は網羅的なものではない．急性と遷延性はおおまかに6週間を境として分類する．

I．リウマチ・膠原病へのアプローチ

表2　知っておきたいリウマチ・膠原病のスナップ診断——年齢・性別・主訴からの鑑別診断

年齢・性別・主訴	鑑別診断
若年者の急性多発関節痛，「全身の痛み」	パルボウイルス B19 感染症，淋菌性関節炎，急性 B 型肝炎，急性 HIV 感染症[*1]
50 歳前後の女性，手指のこわばり	更年期障害
中年男性，足趾の急性関節炎	痛風性関節炎
60 歳以降の急性～亜急性の「全身の痛み」	リウマチ性多発筋痛症（PMR）
40 歳以下の慢性腰痛	体軸性脊椎関節炎による炎症性腰痛
高齢者の入院中に生じた関節炎	CPPD（calcium pyrophosphate dihydrate）沈着症候群（広義の偽痛風）[*2]
若い女性の不明熱，リウマトイド因子・抗核抗体とも陰性	高安動脈炎，（Crohn 病などの）炎症性腸疾患，サルコイドーシス，成人スティル病など
高齢発症の頭痛，複視	巨細胞性動脈炎

表3　関節症状に対する即席リウマチ診療（instant rheumatologist）[*3]

	単関節の痛み・炎症	複数関節の痛み・炎症
急性	感染性（化膿性関節炎）[*4]，結晶性，外傷性（多関節炎の早期？）	ウイルス性，細菌性（IE からの播種・淋菌性），結晶性（遷延性多関節炎の早期？）
遷延性	OA，外傷性，AVN，神経原性（稀に）感染性（結核・NTM），腫瘍，結晶性	RA，OA，SpA，PMR/RS3PE，結晶性，その他 CTDs，内分泌疾患（甲状腺機能異常）

IE：感染性心内膜炎，OA：変形性関節症，AVN：無菌性骨壊死，NTM：非結核性抗酸菌症，RA：関節リウマチ，SpA：脊椎関節炎，PMR：リウマチ性多発筋痛症，RS3PE：remitting sero-negative symmetrical synovitis with pitting edema，CTDs：結合組織疾患・膠原病
（萩野　昇：頻度の高い膠原病疾患．medicina **45**：15, 2008 より改変）

　患者の年齢・性別・主訴，そして持続時間と関節の数から鑑別診断を方向づける．

 Huggy's Memo

* [*1] 後3者はSTD（性関連感染症）である．さらに反応性関節炎（以前「Reiter 症候群」と呼称されていたもの）も *Chlamydia trachomatis* による尿道炎を契機としうる．STD は「関節にくる」と言えるだろう．
* [*2] 「偽痛風」という単語は「急性単関節炎」のイメージが強くなってしまうので，筆者は「CPPD 沈着症候群」と呼び直したほうがよいと思っている．入院患者で CPPD 沈着症候群が生じる理由の1つに「安静臥床」が関連しているのではないかとの観察がある（天理よろづ相談所病院　八田和大先生との personal communication）．「脳梗塞患者に入院時合併症として生じた偽痛風はすべて麻痺側の関節（あるいは環軸関節）であった」とする報告が1報ある（Maki T, et al：Pseudogout as a complication of stroke. Rinsho Shinkeigaku **48**：563-567, 2008）．なお，CPPD が calcium pyrophosphate dihydrate を指すか，calcium pyrophosphate deposition を指すか，用語の不統一がある〔後者にすべきという意見がある：（N Engl J Med **374**：2575-2584, 2016）〕．
* [*3] chronic は「慢性」と訳されることが多いが，ここでは「遷延性」とした．chronic arthritis が「突然」発症することがあり，acute との違いは持続時間のみである．
* [*4] "Acute monoarthritis is septic arthritis, until proven otherwise." この "until proven otherwise" の「引き締まった語感」が好きだが，適切な日本語訳を思いつかない．こなれない訳語だが「十分に否定されるまで，化膿性関節炎として扱う」とする．
* [*5] 病歴聴取と身体診察の自然な流れのなかに手指消毒を忘れないこと．「熱感は手背で触れるほうが敏感に察知しやすい」と，後期研修医時代に師匠に教わった．余談だが，「医師は痛い所に触ってもくれない」という不満は多く聞かれる．一方で，筆者の信頼する某・整形外科医は，診察室に入ってきた患者さんに対して挨拶もそこそこに膝関節をぎゅっと握り，悲鳴をあげさせることを常としている．その無作法が与える悪印象を超えるだけの手術技倆があるからこそ，なのだが……．

変形性関節症（osteoarthritis：OA）や外傷（スポーツなどによるメカニカルな損傷）では説明困難な「遷延性単関節炎」を診断するためには整形外科医のサポート（関節鏡下の病理検体採取）が必要となる場合が多い．結晶性関節炎が急性・遷延性，単関節炎・多関節炎のいずれの病像も取りうることに注意する．ただし「臨床的に明らかな」結晶性関節炎であっても関節穿刺・吸引によって感染症を除外するよう試みること．遷延性多関節「痛」で臨床的に頻度が高いのは OA，ならびに更年期症状としての関節痛である．

「病歴は聴くな，取りに行け！」
Not "History Listening", but "History TAKING"！

オープンエンドの病歴を聴いただけでは片手落ちである．とりわけ，リウマチ性疾患の（複数の）症状のなかには，患者自身が来院事由と「関係ない」と思い込んでおり，したがってこちらから聴取するまでは訴えないものが多い．

例えば発熱と関節痛，時折起こる激しい腹痛を主訴として受診した際に「口内炎が頻繁にできる」ことは，こちらから積極的に聴取しなければ病歴として得られないであろうし，遷延する腰痛・頸部痛と「フケが増えた」ことは通常結びつけられないであろう．前者は再発性口腔内アフタで，もしかしたら Behçet 病の徴候であるかもしれないし，そうであれば関節痛・腹痛も Behçet 病の徴候として一元的に説明可能かもしれない．後者は乾癬に伴う体軸関節炎（axial spondyloarthritis：axial SpA）の可能性がある[*6]．

漏れのない病歴はシステムレビュー（review of systems：ROS）を含むべきであるが，これも身体診察の過程で聴取できればよい．例えば耳介の診察をしながら「これまで耳が腫れて痛くなったことはありますか？（例：再発性多発軟骨炎による耳介軟骨膜炎など）」などとたずねる．

リウマチ性疾患を「追い詰める」～近づいたり遠ざかったり～

次のステップは，リウマチ性疾患を「追い詰める」ことである．追い詰めるためには，「近寄ってよく観察する」プロセスと，遠くから見て「全体像を把握する」プロセスを並行させていかなければならない．

> **ロジック** 詳細に観察する，そして「痛くない」部分にも触れ，そして遠くから（パターンを）見る．

関節痛を訴える患者については，問診の時点で痛い部位の視診，ならびに触診の一部が始まっていると思われるが，ここで改めて身体診察が始まる．その際に重要なポイン

 Huggy's Memo

[*6] psoriatic arthritis には「乾癬性関節炎」と「関節症性乾癬」の訳語があるが，同一病態をさす．個人的には arthritis は「関節炎」の訳語が適切と思うので，「乾癬性関節炎」としたい．一方で，口頭で「カンセンセイカンセツエン」と発音すると，感染性関節炎と区別できないという問題が残る．

トは以下の3つである．

それは関節由来の症状か

例えば「股関節痛」を訴えて受診する患者のうち，本当に「股関節の問題」を抱えた患者は一部である．股関節由来の症状は鼠径部の症状として表現される．一方，多くの「股関節痛」の患者が訴えるような骨盤側面から大腿にかけての痛みは，実は「大転子滑液包炎」であり，股関節そのものの問題でないことが多い．このように，「関節の痛み」を関節由来のものか，関節近傍の構造物に由来するもの（付着部炎，滑液包炎，腱鞘炎など）かを身体診察によって区別する．

関節の炎症，すなわち「関節炎」があるか

特に臨床的に重要なのは，関節包を薄く裏打ちする滑膜の炎症である「滑膜炎（synovitis）」を感度よく探知することである．手・手指・肘・膝・足関節においては炎症の徴候である「腫脹，疼痛（圧痛），熱感，発赤」を直接視診・触診によって知ることが可能であるが，肩・股関節は構造的に触知不能である．これらの関節には徒手検査法によってアプローチする[*7]．上記「炎症の4徴候」のうち，「腫脹」の有無を確認することに力点を置いて触診を行うこと．特に「自発的な痛みの訴え」がない関節の異常を診察によって探知することが重要である．

関節炎の診断の鍵は「その関節の外」にある

診察の結果，関節炎（滑膜炎）が認められた場合，その「原因診断」は主訴となっている関節の外に見つかることが多い．頭皮・口腔内・陰部・爪の乾癬はしばしば見落とされる．難治性の痔疾はCrohn病の可能性を示唆しているかもしれない．手足の関節（末梢関節）に加えて体軸関節の炎症を示唆する症候が認められるかもしれない（表4）．

上述の身体診察によって，関節炎（滑膜炎）のある関節がどのように分布（時間的・空間的）しているか，随伴する症状（皮膚・軟部組織の所見，付着部炎や炎症性腰痛の有無など）が把握されているはずである．後はその「パターン」が，既知のどのような疾患に近いかを認識する．必ずしも初診時に「パターン認識」できなくてもよい．その場合は他疾患（感染症，腫瘍，内分泌疾患など）の可能性を除外しつつ，注意深く経過観察する[*9]．

リウマチ性疾患・膠原病で特に何を観察するべきか（high-yieldingな皮膚・軟部組織の所見），ならびに個々の関節の診察方法（感度よく滑膜炎を探知し，付着部炎・滑液包炎・腱鞘炎などと鑑別する方法）については次章以降で詳述する．

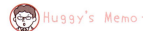

[*7] もし可能であれば，ここで超音波検査を考慮してよい．しかし，筋骨格・軟部組織の超音波検査（musculoskeletal ultrasound：MSU）の細かい所見にこだわるよりも「関節外に目を向ける」「関節炎のパターンを認識する」ことこそが診断に至るメインストリーム・アプローチであると思う．

表4 「炎症性腰痛」の特徴[*8]

- 40歳以下の発症
- 緩徐に発症
- 朝の「こわばり感」が30分以上持続する
- 運動で軽快し，安静では軽快しない
- 腰背部の痛みやこわばりのため夜半に目覚めることがある
- 左右定まらない臀部の痛み

他疾患を「除外する」

ここから主に検査を計画していくことになるが，リウマチ性疾患による関節炎は基本的に「除外診断」になる．すなわち，検査計画は「他の特定の疾患ではない」ことを示す方向で立てていくことになる．以下にいくつか例示する．

■例1：甲状腺疾患を除外する

慢性の関節症状を訴える患者では，甲状腺刺激ホルモン（TSH）と遊離サイロキシン（free T4）はチェックしたほうがよい．関節リウマチに橋本病を合併することは多く，また，甲状腺機能低下症そのものでも関節症状が生じる可能性があるため．

■例2：菌血症を除外する

どれほど典型的な「リウマチ性多発筋痛症（PMR）」に見えても，菌血症による全身痛・炎症反応上昇の可能性を除外すること．

■例3：急性B型肝炎を除外する

急性B型肝炎の「前黄疸期」に，関節リウマチと見分けのつかない関節炎が生じることがある．

「血液培養2セットの採取なしにPMRと診断してはならない」[*10]
"Never diagnose PMR without taking 2-sets of blood cultures."

まとめ──病歴聴取の基本ストラテジー

病歴によって「急性か遷延性か」「単関節の症状か，多関節か」を把握し，同時に随伴

Huggy's Memo

[*8] SieperらならびにRudwaleitらの論文より．いずれも「炎症性腰痛の『分類基準』」を提唱した論文であるが，実臨床においてイメージしやすいように改変・引用した．
Sieper J, et al：New criteria for inflammatory back pain in patients with chronic back pain：a real patient exercise by experts from the Assessment of Spondylo Arthritis international Society(ASAS). Ann Rheum Dis 68：784-788 2009/Rudwaleit M, et al：Inflammatory back pain in ankylosing spondylitis：a reassessment of the clinical history for application as classification and diagnostic criteria. Arthritis Rheum 54：569-578, 2006
[*9] 「経過観察はリウマチ科医の重要な診断手技の1つ」と，これも師匠に教わった．
[*10] 2セット以上なら何セットでも……．

する関節外症状を聴取する．診察によって関節症状が関節炎（滑膜炎）に起因するものか，それとも関節近傍の構造の異常によるものかを判別し，さらに滑膜炎の原因を説明しうる「関節外症状」の有無を探す．得られた所見が特定のリウマチ性疾患に合致する「パターン」の徴候かどうかを判定し，同時にそれらに似た徴候をきたしうる感染症その他の疾患を除外する方向で検査計画を立てる．初診時に特定の「パターン」が把握しきれなかった場合にも他疾患を除外しつつ，注意深く経過観察する．

　冒頭の患者さん，病歴を再聴取すると「難治性の痔疾」があり，「しつこい下痢」に悩まされている模様．また，背中の痛み（腰背部痛）には炎症性腰痛の要素があるらしい[*11]．

　……もう逃げ出さなくても大丈夫ですね．

ロジック　リウマチ性疾患への基本ストラテジー

Step 1　病歴
- 急性か遷延性か？
- 単関節か多関節か？

Step 2　診察
- 関節炎（滑膜炎）に起因するか，それ以外か？
- 関節外症状はあるか？

Step 3　特定のリウマチ性疾患にみられるパターンの探索と他疾患の除外
- 似た徴候の他疾患を除外
- 合致するパターンがない場合も，他疾患を除外

Step 4　治療しつつリウマチ性疾患のパターンと矛盾しないか観察・フォローする

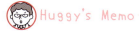

Huggy's Memo

[*11] Crohn病に合併した脊椎関節炎のケースを想定した．

I. リウマチ・膠原病へのアプローチ

03

関節・筋骨格・軟部組織の診察

Do Not Miss !
- ☑ 身体診察により，個々の関節で「何が」障害されているか当たりをつける．
- ☑ まず手の診察から始める．関節リウマチをはじめとしたリウマチ性疾患・膠原病の症状は手・手指・爪に多く現れる．
- ☑ 手・手指・肘・肩，そして，膝・足・足趾それぞれの関節の疼痛部位と疾患の関連を意識して診察する．

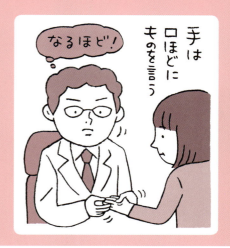

　外傷による筋骨格・軟部組織損傷の診察のノウハウは他書に譲るとして，本書では「疼痛や炎症の原因を探る」ことに主眼を置いた関節・筋・骨格の診察に焦点を当てる．徒手筋力検査はきわめて重要な検査だが，これも本書では扱わない．

身体診察でわかることは何か

身体診察では図1のようなことが評価されている（されうる）と筆者は考える．

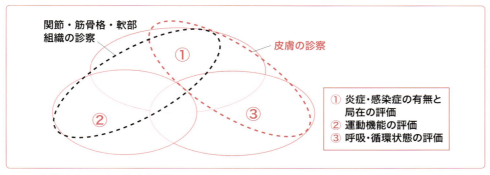

図1　身体診察の分類（筆者私案）

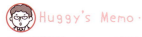

裏タイトル まず手より始めよ！

I．リウマチ・膠原病へのアプローチ

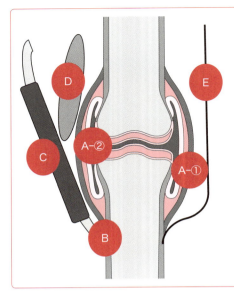

A 関節腔内，① 滑膜炎(synovitis)などの炎症，② 変形性関節症(OA)などの変性
B 腱付着部(enthesitis)
C 腱・腱鞘の痛み・炎症(tenosynovitis)
D 滑液包炎(bursitis)
E 神経原性の痛み(neuritis/neuropathy)
←neurogenic pain?

F 皮膚
G 中枢性の(慢性)疼痛(central/chronic pain)

図2 「関節痛」の原因

特定の身体診察手技がこれらの1つにきれいに分類されるというわけではないが，本書での関節・筋骨格・軟部組織の診察は「炎症・感染症の有無と局在」から「運動機能の評価」にかけてのどこかに位置づけられるものであると筆者はイメージしながら執筆している．

次章以降で扱う「皮膚症状へのアプローチ」は，主に「炎症・感染症の評価」から「呼吸・循環の評価」にかけての話になる．

網羅的な身体診察は，時として「頭のてっぺんから足の裏まで診る」と表現されることがある．『サパイラ　身体診察のアートとサイエンス(原書第4版)』(医学書院)には，初学者のときには「完璧な病歴をとるのに2時間かかった．完全な身体所見にはもう2時間をかかった」，との記載があり[i]，うなだれるしかないが，本邦の臨床現場でそのような身体診察が指導・教育されるということはきわめて稀な僥倖であると思う．

網羅的な診察からいったん離れ，まずは「目的を定めて」「なるべくシンプルな」身体診察から始めて，その後徐々にステップアップしていけばよい．その際には解剖学のアトラスが良き伴侶となるだろう[*1]．

関節の痛みの診察—痛みを局在化する

図2を見ていただきたい．単純化された解剖図だが，「関節が痛い」患者の診察にあ

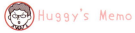

[*1]『プロメテウス解剖学アトラス　解剖学総論/運動器系』(医学書院)が定番だが，やや大部．Visible Body® 社の「ヒューマン・アナトミー・アトラス」は，診察室での閲覧や患者への説明に適する医療用アプリである(iOS・Android・デスクトップ版ともにあり)．

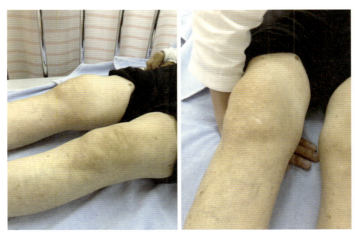

図3　左右の膝関節炎
特に右側で顕著で，患者に自然な肢位を取ってもらっても膝窩と検査台の間に検者の手を差し込むことが可能である．

たって，個々の関節で「何が」障害されているか，その最低限の情報を診察で知る（当たりをつける）ことは，その後の診療経過を大きく左右する．

特に**A〜D**については罹患関節とその近傍の診察によってある程度鑑別することができる．ただし，いくつかの病態が併存する（肩関節炎＋肩峰下滑液包炎など）こともしばしばある．最初は「A-①に該当する（狭義の関節炎）」か，「それ以外」かの鑑別ができれば十分だが，それに飽きたらなくなれば，**A〜G**を意識して診察していくと，また別の世界が見えてくると思う．

これらを鑑別するためには，少なくとも「視診」と「触診」が必要である．触診にもいろいろな流儀があるが，筆者は当該部位を母指で「爪の色が変色する程度」の強さで圧迫することによって疼痛が惹起されるかどうかで「圧痛」の有無を確認している[*2]．「腫脹」の有無については検者の強い主観が混じるが，関節液の貯留を「軟らかく触知」すれば「腫脹あり」とする[*3]．

関節炎が存在する場合，患者は関節腔内圧が低くなるように関節を「軽度屈曲」させた肢位を取っており（図3，4），その肢位から受動的に伸展させても，過度に屈曲させても疼痛が生じる．一方で，関節周囲の組織の障害によって関節の症状が生じている場合，それらの組織に外力が加わる方向に関節を動かすと疼痛が生じるが，そうではない方向に動かしても疼痛は惹起されない．

Huggy's Memo

[*2] 関節リウマチでは 4 kg/m²，乾癬性関節炎では 7 kg/m² の強さで圧迫して疼痛が惹起されることを「圧痛あり」としている（N Engl J Med **376**：957-970, 2017）．

[*3] 関節リウマチにおける「関節腫脹」は，俗に「パン生地のような硬さ」と表現されることがある．関節リウマチの長期罹病経過において，「長期間にわたって腫脹した関節」が「関節液の貯留」によるものか，「線維性に肥厚した滑膜」によるものかは，触診から鑑別することは困難である．

I. リウマチ・膠原病へのアプローチ

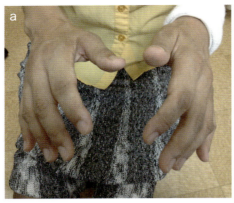
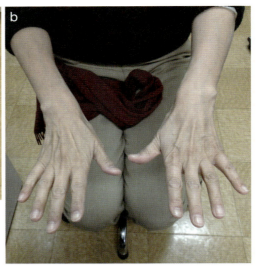

図4　手指関節炎（関節リウマチ）
a：初診時，MCP関節とPIP関節の腫脹（ならびに手指屈筋腱鞘炎）のため，指全体が軽い屈曲位である．
b：メトトレキサートによる治療後．

プライマリ・ケアにおける関節診察の目的

プライマリ・ケアの場においては，以下の3点が関節・筋骨格・軟部組織診察の目的として挙げられる．

1) 関節リウマチを発症早期で疑い，抗リウマチ薬による治療を開始する（あるいは，可能であればリウマチ専門医に紹介する）．
2) 関節炎以外の病態による筋骨格・軟部組織の非外傷性（局所性）疼痛を診断する．
3) その他のリウマチ性疾患・膠原病・血管炎を「感度良く」疑い，専門施設に紹介する．

　関節リウマチの診断は，関節（滑膜）の炎症所見，すなわち腫脹・疼痛・発赤・熱感・機能不全を見出すことが第一歩となる．このうち，とりわけ「関節の腫脹」には力点が置かれており，関節リウマチの診断をつけるためには「まずは関節を触診してみて，その関節が腫れているかどうかを判断する」ことが必要である．リウマチ性多発筋痛症は，その有病率の高さ（65歳以上の約2％とされる）から，プライマリ・ケアの場で診療を完結させる必要が出てくるかもしれないが，高齢発症関節リウマチ（late-onset rheumatoid arthritis：LORA，あるいは elderly-onset rheumatoid arthritis：EORA）との鑑別は時として困難である．

　上記の目的を達成するための身体診察として，「まず手より始める」ことを提唱したい．手指関節の構造は比較的単純であり，慣れれば触診が容易であること，関節リウマチをはじめとしたリウマチ性疾患・膠原病の症状が手・手指・爪に多く現れることがその理由である．「手は口ほどにものを言う」，リウマチ科医の実感である．

03 関節・筋骨格・軟部組織の診察

「手は口ほどにものを言う」
リウマチ性疾患・膠原病の身体診察は，症状が現れやすい手・手指・爪から始める．

手・手指関節の診察

　視診で明らかな腫脹の有無を確認する．手背から骨間筋の萎縮の有無を，手掌から母指球筋，小指球筋の萎縮の有無を確認する．手背からの観察によって骨棘の有無・関節腫脹や変形の有無や分布・爪周囲紅斑や凍瘡様皮疹などリウマチ性疾患・膠原病を示唆する皮膚所見の有無を確認することができる．関節リウマチによる手指関節炎が重度であれば，患者は手指を軽度屈曲させた状態でキープしている(図4)．また，罹病期間が長期にわたる関節リウマチ患者においては，伸筋腱断裂によって第5指の伸展不全が認められる可能性がある[*4]．手背伸筋腱の近傍にガングリオンが認められるかもしれない．

　橈骨と手根骨の間（橈骨手根関節），尺骨と手根骨の間（尺骨手根関節），橈骨と尺骨の間（遠位橈尺関節）をそれぞれ触診する．回旋運動による手関節痛の原因として近位橈尺関節の障害は見過ごされやすい．関節リウマチの罹病期間が長い患者については，橈尺靱帯の断裂に伴う尺骨頭浮動性の有無を確かめること（piano-key sign）．尺骨頭の突出・可動性があれば伸筋腱断裂のリスクである．

　スマートフォン操作（フリック入力）によるoveruseがド・ケルバン腱鞘炎（de Quervain tenosynovitis：狭窄性腱鞘炎）発症契機となっていることがある．橈骨遠位部の圧痛を確認し，Eichhoffテスト(図5)を行う．手関節の触診によって圧痛が惹起できない患者においても，手関節の伸展・体重負荷によって関節痛が惹起されることがある(図6)．

　手指のMCP（中手指節）関節・PIP（近位指節間）関節・DIP（遠位指節間）関節の各々を，図7のように触診する．PIP・DIP関節については，上下から軽く圧迫し，やや背側寄りの側方へのbulgingを確かめるようにすると滑膜炎を感度良く検出可能である．触診と同時に爪陥凹（nail pitting）を含めた爪の変形や爪周囲紅斑，爪上皮延長，乾癬，皮膚硬化などの所見の有無にも気を配る．指全体が腫脹して見える「指趾炎（dactylitis）」，いわゆる「ソーセージ様指」の場合は関節裂隙に限局しない指節の圧痛が認められることがある[*5]．

Huggy's Memo

[*4] 「そういえばいつからか，指が伸びなくなっていました」など，意外と自覚症状に乏しいことが多い．
[*5] 乾癬における指趾炎は屈筋腱のプーリー（腱滑車）周囲で起きる「微小付着部症（microenthesopathy）」が一因であり，すなわち広義のケブネル（Köbner）現象として解釈可能である（Tan AL, et al：High-resolution MRI assessment of dactylitis in psoriatic arthritis shows flexor tendon pulley and sheath-related enthesitis. Ann Rheum Dis 74：185-189. 2015）．爪乾癬も，爪母部から爪が生育していく過程での付着部炎であるとするMRIでの検討があり，こちらも広義のケブネル現象と言える（McGonagle D, et al：The pathogenesis of psoriatic arthritis and associated nail disease：not autoimmune after all? Curr Opin Rheumatol 21：340-347, 2009）．

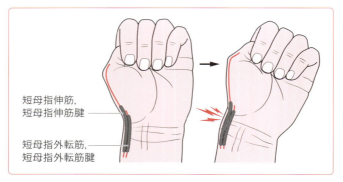

図5 Eichhoff テスト
[Waldman SD,太田光泰,他(訳):臨床でよく出合う痛みの診療アトラス.医学書院,2014 より]

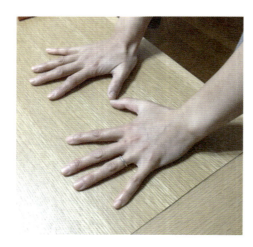

図6 手関節の伸展と負荷
手関節炎による疼痛を惹起させる.副所見として左手尺骨頭付近にガングリオンが認められる.

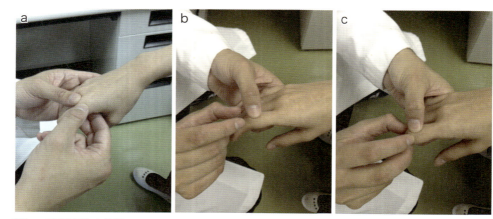

図7 手指関節の触診
a:MCP 関節の触診:骨頭よりやや遠位に関節裂隙を触知する.
b,c:PIP 関節の触診:まず PIP 関節近位の指節を上下から軽く押さえ(b),その後,関節包の正中よりやや背側を触診するようなイメージで滑膜炎の有無を検出する(c).

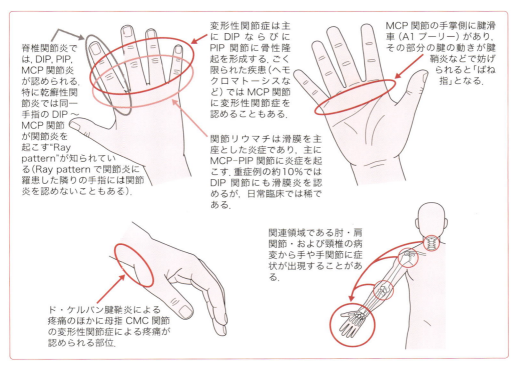

図8　疼痛の部位と疾患の関連

　手掌の触診も行う．特に，弾発指（ばね指）は「手指のこわばり」の原因として多く認められると同時に，関節リウマチの早期症状である可能性もある．手掌側から触診した場合に，中手骨頭の真上の屈筋腱鞘に最大圧痛点を認める．他動的な手指の伸展によってクリックを触知することもある[*6]．

　手根管症候群がそれ自体で手・手指の疼痛の原因となる場合や，関節リウマチなどに併存する場合がある[*7]．

　以上をまとめた，疼痛の部位と疾患の関連を図8に示す．肘や肩，あるいは頸部の異常が手の症状として現れる場合があることに留意すること．

Huggy's Memo

- [*6] MCP関節を手背側から触診する際，患者の「手のひらの側のほうが痛い」との訴えから気づかれる場合もある．また，「指（PIP関節）がきちんと伸びない」と訴えられる場合もある．この場合，PIP関節への局所療法（ステロイド注射など）は当然無効である．浅指屈筋腱（腱鞘）がA1プーリー付近で通過障害を起こすことが「ばね指」の原因であるが，腱鞘にも滑膜が存在し，関節リウマチによる滑膜炎が「ばね指」として表現されることもある．関節リウマチ患者が発症早期に受診しても，「（overuseによる）ばね指」との診断で，安静・局所療法のみが処方され，結果として関節リウマチの早期治療機会を逸している場合をときどき目にする．
- [*7] Tinel徴候，Phalen徴候など，「既知の身体診察法は診断的価値が低い」とする報告はある（D'Arcy CA, et al：The rational clinical examination. Does this patient have carpal tunnel syndrome？ JAMA 283：3110-3117, 2000）が，例えばPhalen徴候の判定を1分ほどに延ばして行うと感度は上昇するように思う（通常の教科書記載は「少なくとも30秒間」）が，患者と診察室内で「無言で1分向き合う」のは意外と苦痛である．小咄のご用意を．

手・手指関節痛の鑑別診断

関節リウマチ（RA），末梢性脊椎関節炎［peripheral SpA（例えば乾癬性関節炎）］，変形性関節症（OA）

「RAかOAか，それが問題だ」という状況は，特に高齢発症RA（LORA）の場合に生じる．典型的なRAの手指関節炎はMCP・PIP関節を侵し，DIP関節は保たれている．これはRAの炎症の主座が滑膜にあり，DIP関節の「滑膜量」が少ないため，と説明されている．関節炎の主座が滑膜だけではない脊椎関節炎（例：乾癬性関節炎）においては，DIP関節の腱付着部を中心とした付着部炎や，指全体が腫脹する指趾炎（dactylytis）が認められる．

リウマチ性多発筋痛症（PMR），RS3PE

PMR（polymyalgia rheumatica）と，（恐らくその亜型と考えてよい）RS3PE（remitting seronegative symmetrical synovitis with pitting edema）が手関節炎や手背・足背の浮腫を起こして，特にLORAとの鑑別が必要になることがある[*8]．手関節炎に加えてMCP関節・PIP関節の炎症があればLORAの可能性が高くなる[ii]．

結晶性関節炎

痛風や偽痛風［ピロリン酸カルシウム（CPPD）沈着症候群］が手・手指関節炎を起こすことがしばしばある．CPPD沈着症候群が（リウマトイド因子・抗CCP抗体陰性の）seronegative RAと類似した病像（pseudo-RA）や，リウマチ性多発筋痛症のような病像（pseudo-PMR）をとることがある．

膠原病（SLE，皮膚筋炎，全身性硬化症，混合性結合組織病など）

これらの疾患は手指の注意深い診察によって鑑別可能である（→32ページ，第4章「皮膚症状へのアプローチ」参照）．

淋菌性関節炎を含めた感染症による関節炎

細菌感染症・ウイルス感染症（パルボウイルスB19感染症など）による関節痛・関節炎の可能性は常に念頭に置いて診療する．感染症を「膠原病のように」治療してはならない．

ド・ケルバン腱鞘炎，手指屈筋腱鞘炎［弾発指（ばね指）］

これらの腱鞘炎は，単独で見られる場合（overuseや機械的刺激による）や，腱鞘滑膜の炎症として関節リウマチに合併する場合，さらには糖尿病などの内分泌疾患に伴って

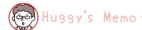
Huggy's Memo

[*8] 実際，RS3PEと診断されている患者の浮腫がremitting（自然寛解）することは稀で，単に「浮腫を伴うPMR」がそう診断されているものと思われる．

起こる場合もある．

糖尿病，甲状腺機能異常などの内分泌疾患

糖尿病は多くの筋骨格・皮膚病変との関連が知られている[*9]．また，甲状腺機能異常（橋本病，Graves 病など）も，身体診察だけでは鑑別困難な手・手指関節の症状を呈する（➡ 135 ページ，第 13 章「内分泌疾患による筋骨格症状」参照）．

更年期障害（を含めた，低エストロゲン状態）

出産直後や更年期の女性，さらには乳癌に対する抗エストロゲン療法を受けている患者が，手指関節の腫脹・疼痛・「こわばり」を訴えることがある[*10]．

＊＊＊

これら以外にも（絞扼性）神経障害が「手の痛み・こわばり」として表現されることがある．

肘の診察

手・手指の診察から肘の診察に移行する．

まずは「肘をまっすぐ伸ばして」もらい，肘関節を観察する．肘関節炎があると非常に容易に屈曲拘縮を起こす．正常の肘関節は 180°をわずかに超えて伸展するはずである．

肘関節の裂隙は図 9 に示す部位に触知する．この裂隙より近位部の上腕骨外側上顆前面には，前腕の浅層伸筋群の起始部（腱付着部）が存在し，同部位にピンポイントの圧痛が存在することがある．上腕骨外側上顆炎（俗に言う「テニス肘」）は，非常によくみられる病態なので，見逃さない（特に「肘関節炎」と混同しない）ようにしたい．同様に，肘関節内側で前腕屈筋群の付着部炎である上腕骨内側上顆炎（俗に言う「ゴルフ肘」）の症候が認められることもあるが，テニス肘よりも頻度は低い．

ロジック 肘関節（腕橈関節）炎とテニス肘を圧痛部位で区別せよ！

Huggy's Memo

[*9] 上記の腱鞘炎のほか，diabetic cheiroarthropathy ("stiff hand syndrome")，Dupuytren 拘縮，手根管症候群，diffuse idiopathic skeletal hyperostosis (DISH) など（総説 Al-Homood IA：Rheumatic conditions in patients with diabetes mellitus. Clin Rheumatol 32：527-533, 2013）．HbA1c 7.0%を境に「ばね指」の発症リスクが増すとの報告もある（Vance MC, et al：The association of hemoglobin A1c with the prevalence of stenosing flexor tenosynovitis. J Hand Surg Am 37：1765-1769, 2012）．

[*10] 病態生理の詳細はいまだ不明．エストロゲン補充療法の効果も限定的である．卵胞刺激ホルモン（follicle-stimulating hormone：FSH）の上昇そのものが病態に関与しているかもしれない．

I．リウマチ・膠原病へのアプローチ

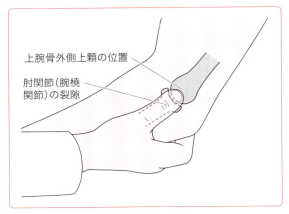

図9　肘関節（腕橈関節）裂隙の位置
非常によくみられる「上腕骨外側上顆炎（テニス肘）」と「肘関節炎（腕橈関節）」の圧痛部位は異なる．

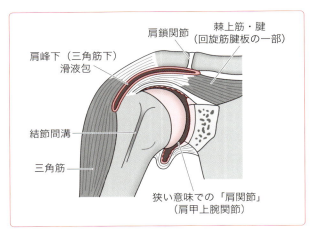

図10　肩関節の解剖
図には示されていないが，上腕二頭筋長頭腱は結節間溝を通過して関節腔内に入る．

肩の診察

　肩の詳細な診察は専門書に譲り，本書ではプライマリ・ケアの場で「診断のヒント」となる所見に重点を置いて述べる．
　「肩の痛み」は，狭い意味での「肩関節」（glenohumeral joint）だけではなく，回旋筋腱板（rotator cuff），滑液包（肩峰下，三角筋下など），肩鎖関節，上腕二頭筋長頭腱，胸鎖関節などに由来する．むしろ，肩関節のみに由来する痛みのほうが稀であり，常にいくつかの部位が同時に罹患して「肩の痛み」を作り上げていると考えたほうがよい（図10）．また，肩甲骨から上腕にかけてはC4～C5神経根を中心とした神経支配領域となっており，同部位の帯状疱疹や上位頸椎病変が「肩の痛み」の原因となることもある．
　狭義の肩関節腔は肩峰と烏口肩峰弓（coracoacromial arch）の下にあり，体表から直接

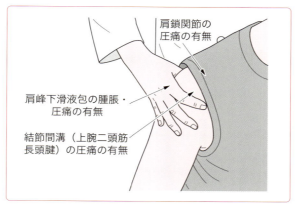
図11 肩を後方から診察する際のチェックポイント

触知することはできない．同様に肩峰下滑液包炎も，Neerテスト，Hawkinsテストなどから間接的に病変（炎症）の局在を推測できるが，腫脹を触知できない場合も多い．

肩関節の運動は，狭義の肩関節に加えて，胸鎖関節，肩鎖関節，肩甲上腕関節，肩甲胸郭関節などでの運動が「複合して」達成される．

例えば上腕を挙上するとき，狭義の肩関節運動による部分が2，肩甲骨が胸壁に対して滑動する部分が1程度寄与している（肩甲上腕リズム：scapulohumeral rhythm）とされ，さらに挙上の程度や，挙上と下降によっても寄与する程度が異なる．すなわち，肩関節を評価する際には，検者が「肩を押さえて」肩甲骨の動きを抑制しなければならない．

> **ロジック** 肩甲骨の動きを適確に抑制し，肩関節由来の痛みを正しく評価する．

局在診断を考えながらの診察

以下，ステップ・バイ・ステップで肩関節の診察を進めていく．

1．痛みの部位と性状

痛みの部位を指差してもらう（pin point method）と同時に，痛みの性状と時間経過を聴取する．その後，患者の背後から肩関節を包むように触診する．肩鎖関節に局在する圧痛や，結節間溝の圧痛［上腕二頭筋長頭腱炎（➡ 26ページ）］，肩峰下の腫脹や圧痛（肩峰下・三角筋下滑液包炎[*11]）の有無を評価する（図11）．

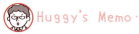
*11 肩峰下滑液包と三角筋下滑液包は交通していることが多い．

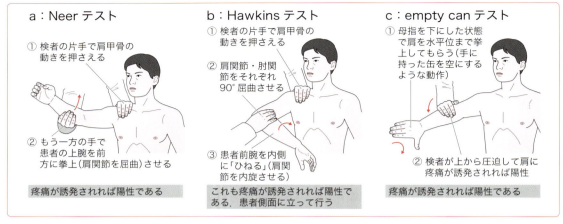

図12 肩峰下滑液包炎の検査法：いずれも疼痛が誘発されれば陽性である

2. 肩峰下滑液包の病変はあるか？
── Neer テスト，Hawkins テスト，empty can テスト

　肩峰下滑液包を上腕の他動的運動によって「押し潰し」，炎症病変の有無を確認する方法が数多くの冠名徴候として知られているが，代表的なものとして Neer テスト，Hawkins テスト，empty can テスト（棘上筋テスト）の3つを知っておけばよい(図12)．

　これらは単一のテストとしての感度・特異度はいずれも高くはなく，「相補的に」滑液包の病変の有無を示唆するものである[*12]．

3. 回旋筋腱板（rotator cuff）の問題はあるか？（painful arc sign）

　患者の上腕を他動的に持ち上げ，肩関節を外転させる．この際に 60〜120°の外転で肩峰下に疼痛が誘発される場合を「painful arc sign 陽性」と解釈する(図13)．回旋筋腱板断裂の徴候として有名だが，肩峰下滑液包炎でも陽性になる．

4. 上腕二頭筋長頭腱の問題はあるか？

　上腕二頭筋長頭腱は関節外から結節間溝を通り，関節内に入って臼蓋上結節に停止する(図14)．この特徴的な走行のため，上腕二頭筋長頭腱は結節間溝内で強いストレスを受け，腱鞘滑膜炎（tenosynovitis）を起こすことがある．結節間溝の圧痛（肩関節を軽く内転させて触診）のほか，Yergason テスト，Speed テストなどが知られるが，特異的な所見ではなく，筆者はルーチンでは行っていない．

Huggy's Memo

[*12] Neer テスト：感度 86％，特異度 49％，Hawkins テスト：感度 76％，特異度 45％，empty can テスト：感度 53％，特異度 82％ である(Lawry GV, et al：Fam's musculoskeletal examination and joint injection techniques, 2nd ed. Mosby, 2010)．

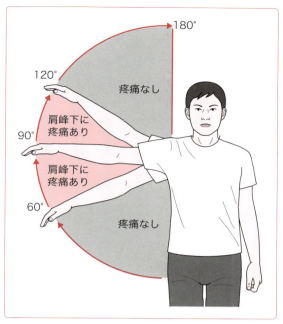

図13　painful arc sign
検者が肩関節を受動的に外転させ，60〜120°の範囲で肩に疼痛が誘発されれば陽性である．

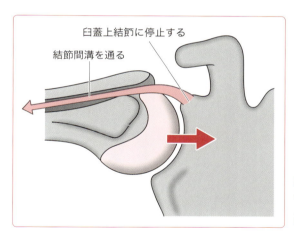

図14　上腕二頭筋長頭腱の走行
矢印は肩関節外転の際に加わる力の向き．上腕二頭筋長頭腱が断裂すると肩関節の外転筋力が20％ダウンする．

5. 鑑別診断

「肩の痛み」の鑑別診断を表1に示す．内科的には関連痛（referred pain）としての痛みも重要である[*13]．

Huggy's Memo

[*13] 感染症科の青木 眞先生に「僕の師匠の喜舎場先生は，左肩の痛みから感染性心内膜炎を診断したことがある」と教えていただいた．脾膿瘍の炎症が横隔膜に波及したことからの関連痛であろう．また，末梢静脈ラインからの血流感染症の初発症状が胸鎖関節炎による「肩の痛み」であることもある．本邦で診療する機会は稀だが，米国ではIV drug userに胸鎖関節炎がみられることが多い[Ross JJ, et al：Sternoclavicular septic arthritis：review of 180 cases. Medicine（Baltimore）83：139-148, 2004]．

表1 肩の痛みの鑑別診断

肩関節の問題	骨の問題	神経性
肩甲上腕関節炎 ・変形性関節症 ・炎症性関節炎 　（関節リウマチなど） 外傷などによる不安定性 関節唇損傷 **肩関節周囲の問題** 石灰沈着性腱板炎 癒着性関節包炎 上腕二頭筋長頭腱炎 肩甲胸郭関節の滑液包炎 肩鎖関節炎（痛）	上腕骨近位端骨折 鎖骨骨折 骨髄炎 骨腫瘍 **関連痛** 心臓 脾臓 肝臓 横隔膜	腕神経叢炎 （Parsonage-Turner症候群） 頸椎症 **その他** 線維筋痛症

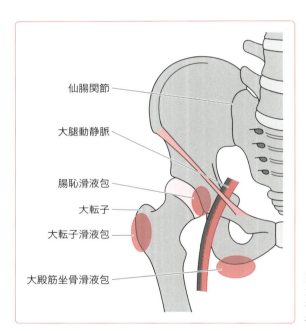

図15 股関節の解剖
大転子滑液包炎の痛みは大腿の側方に局在している．一方で股関節に問題がある場合には「鼠径部の」痛みが主訴となる．

股関節の診察

　股関節の位置は鼠径部の深い箇所にあり，腫脹の有無は触知できない．股関節に炎症を含めた障害が生じた場合，患者は「鼠径部の」痛みを訴える．一方，多くの「股関節が痛くなった」患者の訴える痛みの部位は，しばしば骨盤・大腿の側方に局在しており，その原因の多くが大転子滑液包炎である（図15）．大転子の圧痛を確認し，ステロイド局所注射によって治療する[*14]．

　変形性股関節症，関節リウマチなどの関節炎による股関節病変のほか，大腿骨頭壊死などで股関節の疼痛は惹起される．

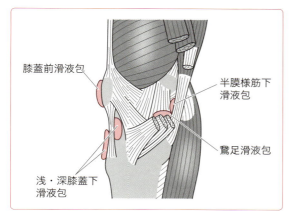

図 16 膝関節の主要な滑液包（内側から見た図）
膝蓋前滑液包は「膝をつく」などの機械的刺激を契機に炎症を起こす（俗に「メイド膝」）．半膜様筋下滑液包は膝関節と交通しており，膝関節炎で関節液が増え，同滑液包に流入するとBaker嚢胞を形成する．鵞足滑液包は膝関節内側裂隙のやや下方にあり，膝関節痛の原因となる．

膝関節の診察

　膝関節は人体最大の滑膜関節であり，大腿脛骨関節と膝蓋大腿関節に加え，10以上の滑液包がある（臨床的に重要なものを図16に示す）．膝関節は細菌性関節炎で最も侵されやすい関節であり，普段から触診によって体表解剖に慣れておくことによって，緊急時の穿刺・吸引もスムーズに行うことができるだろう[*15]．

　圧痛がどの部位に見出されるかを確認しながら，関節裂隙に沿って触診していく．筆者の「お作法」としては，まず大腿四頭筋が脛骨に付着する部位から触診を開始し，両側の母指で膝関節の内側ならびに外側を軽く圧迫していく．内外側の関節裂隙に到達したところで膝関節を伸展してもらい，膝窩の診察に移る[*16]．

　時間の余裕があれば，膝蓋骨を軽く左右に動かして摩擦痛の有無を確認する．最後に下腿に軽度外旋，または内旋を加えて膝関節を他動的に屈曲・伸展させ，クリックや疼痛が惹起されないかどうかを確認する．

 ロジック　穿刺・吸引を行うことの多い膝関節の体表解剖に精通するため，普段の診察時から意識して触診を心掛ける．

 Huggy's Memo

[*14] 注射の実際については『筋骨格注射スキル―注射の原理原則と部位別実践テクニック』[岸本暢将（監訳），山本万希子・萩野 昇（訳），羊土社，2008]を参照．
[*15] 罹患関節のうち膝関節が30％，股関節が16％を占めるが，多関節に感染を起こした症例も15％ほど存在した（Weston VC, et al：Clinical features and outcome of septic arthritis in a single UK Health District 1982-1991. Ann Rheum Dis 58：214-219, 1999）．
[*16] 関節診察の重要性を長く説いておられる高杉 潔先生（道後温泉病院理事長）から筆者も多くを学ばせていただいた……，関節診察デモンストレーションの動画に「膝窩もしっかりみること」という冗談を滑りこませていたことも含めて．

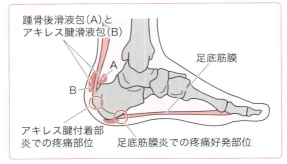

図17 足関節周囲の滑液包・付着部

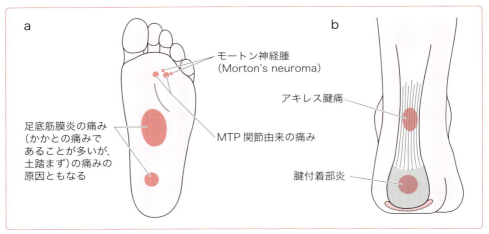

図18 足の痛み鑑別診断
MTP関節由来の痛みはしばしば足底に出現する(a).足背からMTP関節の滑膜炎を評価することは困難な場合も多い.内科医としてはアキレス腱痛・腱断裂の原因としてニューキノロンの副作用を忘れないこと(b)[iii].そのほか,アキレス腱滑液包炎なども鑑別に挙がる.

足関節・足趾の診察

　足関節の細かい構造よりも,「足関節の炎症の有無」「付着部炎の有無」に集中して診察すること.足関節ならびにMTP(中足趾節)関節の裂隙を触診し,腫脹・圧痛の有無を確認する.同時にアキレス腱付着部や踵の足底内側部の圧痛の有無も確認する.足底筋膜炎の場合,診察所見よりも「朝,歩き始めるときに踵が痛く,歩いていると緩和される」という病歴のほうが診断的なこともある.痛風発作で「踵が痛い」という訴えが見られることもあり,これはアキレス腱付近の小さな滑液包炎によるものである(図17).

　痛風発作の好発関節は母趾MTP関節であるが,同部位が相対的に「体温の低い」部位にあることが,同関節内に尿酸結晶が析出しやすい原因とされる.その他,足趾の虚血やモートン神経腫(Morton's neuroma:厳密には神経腫ではなく,趾間神経の絞扼神経障害であり,第3・4趾間に好発する)なども「足の痛み」の原因となる.鑑別診断を図18に示す.

> 足関節の診察は，細かい構造よりも「炎症の有無」「付着部炎の有無」に注目する．

　「肩の痛み」と比較して，膝や足，足趾は関節や周囲構造に直接アクセスしやすい．膝関節痛については，「膝関節炎」の診断を下すのは比較的容易であるものの，その「原因」まで診断すること（特に化膿性関節炎を診断・除外すること）が重要である．また，膝，足，足趾の関節は「荷重関節」であり，関節リウマチなどの慢性炎症性関節炎において難治化することがある．

＊＊＊

　次章では，関節の診察とともに（無意識的に？）行ったはずの「皮膚の視診」について，特にリウマチ科診療に重要な所見を挙げ，「筋骨格・軟部組織の内科的診察」としての統合を試みる．

📖 文献

ⅰ）須藤　博，他（監訳）：サパイラ　身体診察のアートとサイエンス，原書第4版．p 107，医学書院，2013
ⅱ）Pease CT, et al：Polymyalgia rheumatica can be distinguished from late onset rheumatoid arthritis at baseline：results of a 5-yr prospective study. Rheumatology（Oxford）**48**：123-127, 2009
ⅲ）Vyas H, et al：Images in clinical medicine. Quinolone-associated rupture of the Achilles' tendon. N Engl J Med **357**：2067, 2007

Ⅰ．リウマチ・膠原病へのアプローチ

04

皮膚症状へのアプローチ

> **Do Not Miss !**
> - ☑ 特徴的な皮膚所見から内臓病変を想起し，特に「血管障害」「細胞浸潤」「線維化」の病変を探索する．
> - ☑ まず，手から始めて，徐々に体幹（頭頂）にフォーカスを移行し，頭部 ➡ 胸腹部 ➡ 下肢と診察する．
> - ☑ 皮膚所見から内臓の病態を考察し，診断・治療の方針を立てる．

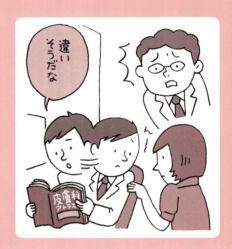

一発診断からの訣別

　内科医（皮膚科非専門医）に向けた「皮膚科診療」の本は数多ある．多くは類似した構成で，「内科疾患の名称（例：糖尿病）➡ その疾患で認められる皮膚症状の典型例の写真いくつか ➡ 鑑別を要する病態，"内科医が行ってもよい"治療の列挙」が主な内容であることが多い．

　しかし，残念ながら，それらの「皮膚科診療」の本を実臨床に応用させることは時として困難である．皮膚科アトラスは常に重要だが，アトラスに掲載された写真は「代表格」であり，そのような「代表格」の所見に出合う機会自体が多くない（図1）．

　皮膚科の先生方が，内科医からみると魔法のような「一発診断」をされることがあっても，その「一発診断」の背後には，過去の経験症例のアーカイブ，皮膚の解剖生理，類似病変の病理所見（の予想）などが秘められている．「一瞥でわかる」ことの裏には，膨大な知識と経験が秘められており，それを省略した「一発診断」は，単なる思いつきの域を出ない．

　一方で，最低限のロジックを踏まえた「皮膚診察（視診，ときどき触診）」の応用範囲は広く，まさに「内科の画像診断」と言える．胸部単純X線写真読影の魅力をご存知の先

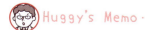
Huggy's Memo

裏タイトル ▶ 皮膚画像診断ことはじめ
ロジックを踏まえた「皮膚診察」の射程は広く，さながら「画像診断学」に匹敵する．

04 皮膚症状へのアプローチ

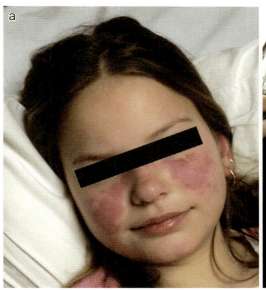 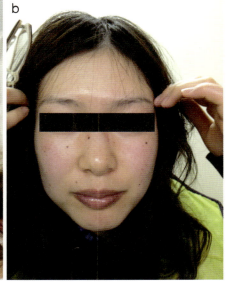

図1 アトラスと実臨床の乖離（"Atlas-real dissociation"）
a：The Rheumatology Image Library に収載されている「蝶形紅斑」の一例［© 2017 American College of Rheumatology. Used with permission］.
b：実際の患者における「蝶形紅斑」の一例.

生であれば，以下の「画像診断学」の魅力にも気づいていただけるのではないだろうか[*1].

皮膚解剖・生理を理解する──皮膚の「読影」のために

「画像」診断のためには，その画像の「依ってきたるところ」，すなわち解剖と（病態）生理の理解が必須であり，これを（可能であれば）マクロ・ミクロの病理所見と照らし合わせることによって「読影」が一歩深まることはご承知のとおりである．皮膚を「読影」するためにも，最低限の皮膚解剖を理解しておく必要がある[*2].

> **ロジック**
> 1) 皮膚は表皮・真皮・皮下組織の三層構造をしている．
> 2) 表皮は表皮細胞（ケラチノサイト）・色素細胞（メラノサイト）・ランゲルハンス細胞からなり，免疫反応・感染防御のフロントラインである．表皮のさら

Huggy's Memo

[*1] 研修医の頃，肺門部の解剖を理解するために「モール」で気管・気管支と肺動脈の模型を作ったりしていた．「胸部単純X線写真をシャーカステンに掲示するにも"お作法"があるんだよ」と教えてくれた呼吸器内科の師匠から，2014年末に引退の葉書をいただいた．CR画像をディスプレイで「読影」するようになってから，一連の過去画像との比較，臨床経過に合わせた経時変化の検討が圧倒的に甘くなった，と痛感している．
[*2] 以下の記載を含めて，本章全体が宮地良樹『発疹のみかた―宮地教授直伝　発疹が読めると皮膚科が面白い』（メディカルレビュー社，2013）の影響を強く受けている．必読のモノグラフであると思う．憩室炎で入院した数日間で一気に脱稿されたとの由．

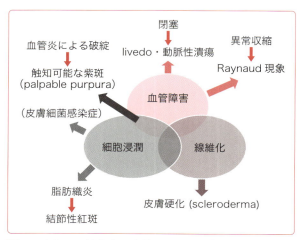

図2　リウマチ性疾患の病態から皮膚の「何を探しにいくべきか」を考える
実際のマクロの臨床像は「血管障害」「細胞浸潤」「線維化」がオーバーラップして形成される[図では"触知可能な紫斑(palpable purpura)"]．また，いずれにも分類しがたいものもある（乾癬など）．

> に上部には角層があり，ラップフィルム1枚の厚さでバリア機能を発揮している．
> 3) 真皮は膠原線維・弾性線維などの線維成分の間をヒアルロン酸などの細胞外基質が充填し，その中に線維芽細胞・肥満細胞［マスト細胞（mast cell）］・組織球・形質細胞などの細胞成分が漂っているような構造をしている．さらに真皮の中を血管・神経が走行している．

詳細は成書[i]をご参照いただきたいが，皮膚は免疫反応の最前線であり，また豊富な血管床を有していることを銘記しよう．

リウマチ性疾患では何を「探しにいくべきか」

特徴的な皮膚所見から内臓病変を想起する

膠原病・リウマチ性疾患のマクロの病態は，以下のいずれかが単独，あるいは重複して形成されていることが多い(図2)．そして，「内臓で起こっていることが皮膚でも起こっている」と考えると，皮膚では下記の病変を「探しにいく」ことになる．

■血管障害

指尖部の動静脈が可逆的に狭窄・閉塞するとRaynaud現象として観察され，真皮内で毛細血管が破綻すると紫斑になる．動脈の非可逆的な閉塞は分枝様皮斑(livedo racemosa)や深掘れの潰瘍を形成し，静脈のうっ滞は浅い潰瘍を形成する．

■細胞浸潤

脂肪織炎が真皮血管の拡張を引き起こしたものが結節性紅斑である．炎症の主体は皮下組織にあり，時として同部位の細菌感染症（蜂窩織炎）と鑑別を要する．真皮内の毛細

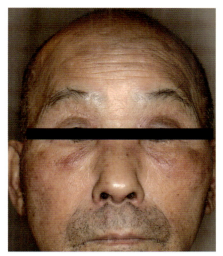

図3 特徴的な皮膚病変から臓器障害を推定して問診
例えば，顔面を一瞥して「皮膚筋炎のヘリオトロープ疹」を認めた際に，「トイレでしゃがむのがつらくないですか？」と尋ねてみる．

血管に炎症細胞浸潤が起こり，毛細血管が破綻した場合，細胞浸潤が触知される(palpable purpura[*3])．

■ 線維化

代表例として全身性硬化症(systemic sclerosis：SSc)が挙げられる[*4]．

そのほか，ケブネル現象として解釈可能な皮膚筋炎の皮疹(Gottron 丘疹は手指伸筋腱が手指関節の伸側で「擦れる」ことが一因となって出現する)，関節炎の診断に重要な乾癬の皮疹，光線過敏症の所見などを，病歴と臨床症状に応じて「探しにいく」ことが必要である．

逆に，特徴的な皮疹を見たときに，それに応じた内臓病変の可能性を想起して問診・身体診察を行うことも当然必要になる(図3)．

このように，「皮膚所見」と「内臓病変」を行ったり来たりして皮膚の所見が内臓のどのような病態を反映しているのかを考察し，診断・治療の方針を立てるのが「リウマチ科的皮膚診療」の第一歩である．

Huggy's Memo

[*3] "palpable purpura"を，「Lは舌先を硬口蓋につけて，Rは舌先を歯根部に近づけるが接しない」ことを意識して発音すると，舌が痙攣しそうになる．

[*4] SScの訳語は混沌としており，皮膚の局所的硬化(モルフィアなど)による「限局性強皮症(localized scleroderma)」と，皮膚病変が軽度にとどまるSScの「限局皮膚硬化型全身性硬化症(limited cutaneous SSc)」が紛らわしい．本書ではSScの訳語として全身性硬化症を採択している．

I. リウマチ・膠原病へのアプローチ

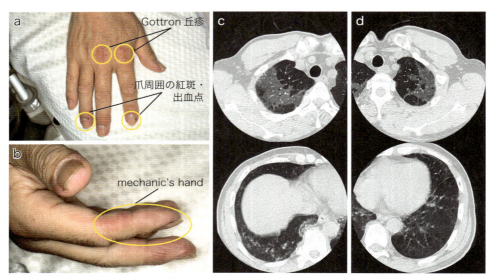

図4 手は口ほどにものをいう①
a, b：60歳代，男性．急性呼吸不全で来院．爪周囲の紅斑・出血点が目を引くが，それ以外にも皮膚筋炎の皮膚徴候が複数認められる．
c, d：同患者の胸部CT（c：右肺，：d左肺）．皮膚筋炎に関連した間質性肺炎の所見として矛盾しない．自己抗体の結果を待たずに速やかに治療を開始し，改善を得た（上下はそれぞれ上肺野，下肺野）．

「手は口ほどにものをいう」ふたたび

リウマチ科医は今日も手を見る．専門外来で，病棟で，そして救急車で搬送されてきた胸痛の患者であっても，まずは手を見ないと落ち着かない．

1．爪を見る

爪周囲紅斑の有無を見る．詳細な観察にはダーモスコープが必要だが，まずは肉眼による「爪周囲の皮膚が赤い」程度の認識でよい[*5]．爪周囲の所見が早期診断・治療に結びついた例を図4, 5に示す．爪上皮の延長，爪の小陥凹（pitting），爪半月の消失，爪乾癬，Terry's nail，Lindsay's nail，ばち指など，爪には全身性疾患診断のヒントが多く隠されている．

2．指を見る

SLEに特徴的な局所の血管拡張が手指・手掌にみられることがあり，診断的価値が高い（図6）[*6]．SScであれば皮膚硬化が，皮膚筋炎であればGottron丘疹，機械工の手（mechanic's hand）が重要な所見である．Raynaud現象そのものを診察室内で目撃する

Huggy's Memo

[*5] ダーモスコープに替わる小型顕微鏡をいろいろ試してみたが，携帯性・性能・値段のバランスが最良なのはレイメイ藤井社のハンディ顕微鏡petit（RXT150シリーズ）であると思われる．驚くほどよく見える．

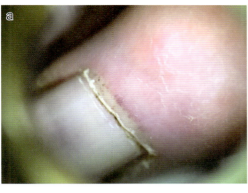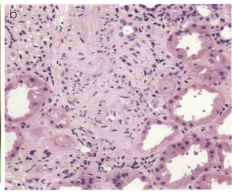

図5 手は口ほどにものをいう②
a：60歳代，女性．急性腎障害で救急受診．爪周囲の紅斑を認め，手指の皮膚所見と併せて「全身性硬化症＋強皮症腎クリーゼ」を疑った．ACE阻害薬の投与で腎機能は回復した．
b：亜急性期に施行した腎生検で，小葉間動脈の内膜肥厚を認めた．

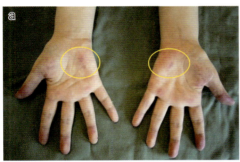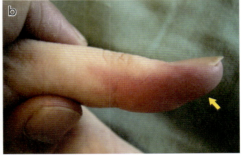

図6 SLEの手掌・手指
手指尖端部の肉厚がない(finger pad atrophy)も重要な所見である．

ことは稀で，問診で二相性ないし三相性の手指色調変化を確認することになるが[*7]，待合室で(心理的緊張のため？)Raynaud現象の第1相(蒼白化)，第2相(静脈血のうっ滞)が生じた後の第3相(反応性多血)をみることは多い．

3．肘関節の伸側を見る

皮膚筋炎のGottron徴候，乾癬の皮疹を探しにいく．

Huggy's Memo

[*6] 師匠が，ある医科大学に講義に出かけた際，最前列に座っている研修医の手を一瞥して「あなた，SLEみたいな指をしてるわね」と言ったところ，その研修医が約2年後にループス腎炎を発症した，という話を(師匠経由ではなく)聞いたことがあり，身体診察によるsnap diagnosisもこのレベルになるとほとんど予言に近いものに感じられる．
[*7] Raynaud現象を患者さんご自身で撮影していただけると診断しやすい．Katada Y, et al : Images in clinical medicine. Lingual Raynaud's phenomenon. N Engl J Med 366 : e12, 2012を参照のこと．

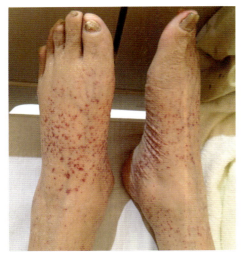

図7　IgA血管炎
腹痛を主訴に来院した患者の所見．皮膚浅層の白血球破砕性血管炎であり，血管周囲の細胞を浸潤として触れる（palpable purpura）．

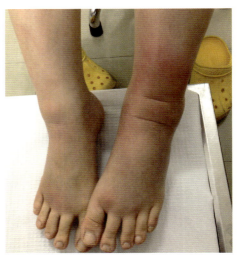

図8　結節性紅斑
A群溶連菌感染症，サルコイドーシス，Behçet病，炎症性腸疾患などが鑑別に挙がるが，半数以上が「特発性」である．中年期以降の患者では腫瘍随伴皮膚症状のこともある．

4．頭皮・顔面を見る

　活動性の高いSLEでは，（恐らく毛根の血流不全から）脱毛が起こる．頭皮の乾癬は見逃されがちで，「最近フケが増えた」という病歴が契機となって診断に至ることもある（→11ページ）．Behçet病の毛嚢炎様皮疹（papulopustular lesion）にも留意する．

　顔面に出現するリウマチ性疾患の皮疹として蝶形紅斑は有名だが，非常に「微妙」で数時間しか出現しないものから，数週間以上持続する浮腫性紅斑までさまざまな程度のものがある．紫外線への曝露を契機として出現するため（日光の当たりにくい）鼻唇溝を侵さないと教科書的に記載されているが，鼻唇溝をまたいで出現する例もある[*8]．

　ヘリオトロープ疹は皮膚筋炎に特徴的な，上眼瞼優位の紫がかった紅斑であるが，時として眼窩周囲の接触性皮膚炎（点眼薬，アイライナー，アイシャドウなどによる）と鑑別を要する．

5．口腔内を見る

　硬口蓋に出現するSLEの口腔内潰瘍（疼痛は軽度）や，Behçet病の有痛性口腔内アフタ，乾癬による地図状舌，SScによる舌小帯短縮などを探しにいく．

Huggy's Memo

[*8] 米国リウマチ学会の1997年SLE分類基準では"malar rash"の定義に「鼻唇溝を侵さない」と記載されているが，ループス専門医はこの定義を好まず，"photosensitivity"との重複もあるため，2012年SLICC（The Systemic Lupus International Collaborating Clinics）分類基準ではmalar rashは単独項目の地位を失い，「急性皮膚ループス」の中に「ただし頬部ディスコイド疹を除く」の注釈つきで入れられている．余談だが，医学生に「鼻唇溝」の位置を尋ねると，必ず何割かは上唇結節付近を指差すように思う．

04 皮膚症状へのアプローチ

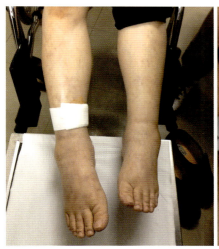
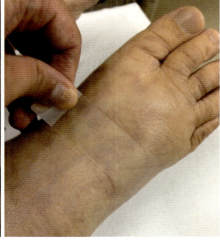

図9　分枝様皮斑（livedo racemosa）
右足の痺れ，drop foot と両下肢の浮腫を主訴に来院し，ANCA 関連血管炎と診断された 70 歳代，女性．足背に分枝様皮斑を認める．ガラスによる圧迫でも消退しない．

6．体幹部を見る

特に臍周囲の乾癬を探しにいく．

7．下肢を見る

　IgA 血管炎（Henoch-Schönlein purpura）は免疫複合体の沈着による白血球破砕性血管炎であるが，血流の豊富な前脛骨部に palpable purpura として観察される（図7）．恐らく同様の理由で，結節性紅斑も下肢優位に出現する（図8）．血流不全の徴候として分枝様皮斑（livedo racemosa）や，網状皮斑（livedo reticularis）が観察されることがあるが，後者は静脈うっ滞の徴候として，例えば変形性膝関節症患者の下腿に生じることもある．圧迫で消退する．また，前者は小動脈の途絶を反映した徴候であり，内臓病変のサインと捉える（図9）．

　動脈・静脈性の潰瘍が認められることもあるが，特に前者は迅速な診断と治療開始を必要とする病態が隠されていることが多い（図10）．

皮膚所見と関節所見を統合させる

　リウマチ性疾患は筋骨格・皮膚軟部組織に病変を認めることが多い．そこで，まず手から始めて，徐々に体幹（頭頂）に診察のフォーカスを移行し，頭部 ➡ 胸腹部 ➡ 下肢と診察していくのが漏れのない診察の一法であると思い，前章に引き続き筆者の日常診療を素描した．

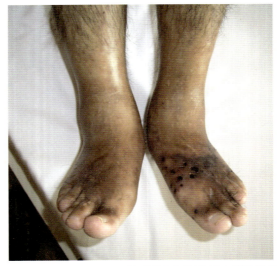

図10 足背に認められた動脈性潰瘍（結節性多発動脈炎）
血管炎に加えて，末梢動脈疾患（PAD），血栓塞栓症，カルシフィラキシスなど，動脈性潰瘍の背後には迅速な診断と治療開始を必要とする病態が隠されていることが多い．さらに皮膚の有棘細胞癌やリンパ腫が潰瘍性病変を形成することが稀にある．

 ロジック 皮膚所見から内臓の病態を考察し，診断・治療の方針を立てる．

文献
i）清水 宏：あたらしい皮膚科学 第2版．中山書店，2011 など

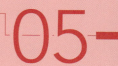

I. リウマチ・膠原病へのアプローチ

長引く発熱（不明熱）へのアプローチ

Do Not Miss !

- ☑ 遷延する発熱患者の診療にあたっては，患者の生存をただちに脅かす諸疾患を診断・除外することにプライオリティを置く．
- ☑ 炎症反応（CRP，ESR）は，あくまでも「ある期間」に起こった「ある種の炎症」を反映しているに過ぎない．
- ☑ ある特定の症例ではFDG-PETなどの核医学検査による「炎症部位の同定」が役立つことがある．
- ☑ 個々の診断の可能性を検討する際には，「SPRFサイクル」で考える．

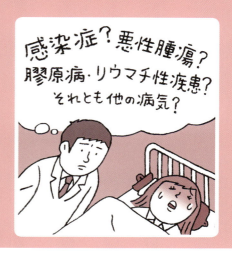

　発熱・不明熱（fever of unknown origin：FUO）の診療は，筆者にとって，依然として難しい．「遷延する発熱」の多くは，年齢・性別・陥りやすいpitfallを考慮して，ある程度の幅をもたせた「鑑別診断の網」で捕捉できる．しかし，どうしてもわからないときには，何かのきっかけが必要となる．足をすくわれたことが何度もある．

　本章では，リウマチ科的な見地から，「なるべく足をすくわれないように」発熱・不明熱診療を進めるためには，どうすればよいのかについての，「基本的な覚え書き」について述べる．原理原則とは言いがたいものの，診断への近道や注意点として挙げられる部分もあえて「ロジック」としてまとめた[*1]．

体温調節と発熱の生理学

　生体の深部組織の温度（core temperature：核心温度）は健康なときには常にほぼ一定で，毎日±0.6℃以内に保たれる[*2]．蛋白質や核酸，脂質は温度変化に敏感であり，あ

Huggy's Memo

裏タイトル　遷延する発熱：リウマチ科的みかた

[*1] 論旨は同様だが，レジデントノート増刊号［萩野 昇：不明熱．西垂水和隆，他（編）：疾患の全体像「ゲシュタルト」をとらえる感染症の診断術．レジデントノート16，2014］では異なるアングルからの総説を試みた．「不明熱のゲシュタルト」というお題を与えられて，「不明熱」の文字がゲシュタルト崩壊するほど悩んで書いた．また，「診断困難な膠原病不明熱症例へのアプローチ」（JIM 23：498-506，2013）でも，特に「陥りやすい落とし穴」について述べた．

[*2] 「体温は1日の間で1℃ぐらいは上下するんですよ」という意味のことを，習慣性高体温症の患者には説得力をもって伝える必要がある．

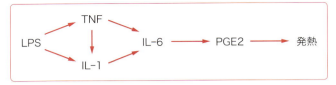

図1 発熱物質とサイトカイン
LPS：リポ多糖(Lipopolysaccharide)，TNF：腫瘍壊死因子(tumor necrosis factor)，IL-1：インターロイキン-1，IL-6：インターロイキン-6，PGE2：プロスタグランジン E2.
(Netea MG, et al：Circulating cytokines as mediators of fever. Clin Infect Dis **31**：S178-S184, 2000 より)

る活動を一定の効率で持続させる場合に体温が一定であることのメリットは大きい．臓器レベルでは，脳ならびに脳の制御対象である骨格筋・平滑筋の構成要素が温度による影響を受けやすく，つまるところ「脳の温度を一定に維持する」ことが体温調節機構の大きな目的であると想像される[*3]．

体温は視床下部視索前野(preoptic area)に位置する体温調節中枢(temperature regulating centers)を介した神経フィードバック機構によって調節される．視床下部の体温調節中枢セットポイントを上昇させる物質を「発熱物質」と呼ぶが，細菌の細胞膜から放出されるリポ多糖類，それによって誘導されるサイトカイン(TNF，IL-6，IFN，IL-1 など)が発熱物質として同定されている(図1)．

発熱物質によって体温調節のセットポイントが高温側にシフトして起こる(能動的な)高体温が「発熱」であり，これは体外から過剰な熱が加えられたり，熱放散が妨げられたりした結果生じる(受動的な)「高体温症」と区別されるべきである．体温を上昇させる方向の変化として，全身の皮膚血管収縮・熱産生の増加[例えば「ふるえ(shivering)」など]が生じる．

不明熱の定義と臨床現場での実際

不明熱は，Petersdorf と Beeson によって 1961 年に「3 週間以上持続する発熱で，何度かは 38.3℃(101°F)よりも高い体温を示し，1 週間の入院精査によっても原因が明らかにならないもの」と定義された．後半部分は後に，Durack と Street によって「3 回の外来診療，あるいは 3 日間の入院精査(古典的不明熱)」と書き直され，さらに「院内発症の不明熱」「HIV に関連した不明熱」「好中球減少時の不明熱」の 3 分類が追加された(表1)．

Huggy's Memo

[*3] なぜその「セットポイント」がヒトにおいて「37℃」付近に設定されたか，という理由については，ほかの人体解剖・生理の事象と同じく，よくわからない．恒温性は脳やその制御対象である骨格筋・平滑筋の膜安定性，あるいは神経回路の可塑性に有利に働くと想像されるが，おそらく何らかの「偶然」で 37℃ 付近に体温が定まり，それに合わせて生理機能が適応したのだろう．

表1　DurackとStreetによる不明熱の再定義

古典的不明熱（classical FUO）
- 3週間以上発熱が持続する．
- 38.3℃（101°F）以上への体温上昇がそのうち数回で認められる．
- 適切な診断的努力にもかかわらず，3回の外来診療，あるいは3日間の入院精査によっても診断が定まらない．

院内発症不明熱（nosocomial FUO）
- 急性期ケア病棟の患者で，38.3℃以上への体温上昇が数回にわたり認められる．
- 入院時には感染症は認められない，もしくは培養検査中である．
- 適切な診断的努力にもかかわらず，（2日間の培養結果待ち期間を含んだ）3日間の精査で診断が定まらない．

好中球減少時の不明熱（neutropenic FUO）
- 38.3℃以上への体温上昇が数回にわたり認められる．
- 好中球数が500/μL未満，あるいは1〜2日以内に500/μL未満に低下すると予想される．
- 適切な診断的努力にもかかわらず，（2日間の培養結果待ち期間を含んだ）3日間の精査で診断が定まらない．

HIV関連の不明熱（HIV-associated FUO）
- 38.3℃以上への体温上昇が数回にわたり認められる．
- HIV感染が血清学的検査で示されている．
- 発熱が外来で4週間以上，あるいは院内で3日間以上持続する．
- 適切な診断的努力にもかかわらず，（2日間の培養結果待ち期間を含んだ）3日間の精査で診断が定まらない．

後3者の「定義を満たすまでの発熱期間」は古典的不明熱とは全く異なるものである．採用すべき思考法・アプローチも当然異なる．

　実際の臨床現場において「3週間」という有熱期間や，「38.3℃」という体温にこだわりすぎる必要はなく，最も重要なことは「現在，不明熱というカテゴリーで鑑別診断・ワークアップを考えるべき患者を診療している」と自覚することである．

　診察上，原因が明らかではない「3日前からの発熱」を，無理に「不明熱というカテゴリー」から鑑別を考える必要はない．一方で，不明熱の定義を必ずしも満たさない「炎症反応（ESR・CRPなどの）上昇の長期にわたる持続」についても不明熱と同様に「4つのカテゴリー」，すなわち，①感染症，②腫瘍，③リウマチ性疾患・膠原病（以下，膠原病），④その他に大きく分類してワークアップしてよい[*4]．

　医療へのアクセスのよい本邦で，「3週間以上持続する発熱」を主訴に外来を受診する場合には，すでに前医による検査や治療介入が行われている場合がほとんどであり，中途半端な抗菌薬治療によって作り出された「自称・不明熱[*5]」を除くと，本当の意味での「古典的不明熱」の患者を診療する機会は意外と少ない．また，「不明熱について，原因がただ1つに同定され，その治療によって解熱が得られる」というシチュエーションは，

Huggy's Memo

[*4] Vanderschuerenらによると，「不明熱」の定義を必ずしも満たさない「不明炎症」が遷延する患者において，最終診断，予後，FDG-PETの有用性などは「不明熱」患者と大きく異なるところはなかったとされる．「不明熱」「不明炎症」の各群とも，約40％の患者が「診断未確定」になっている（Vanderschueren S, et al：Inflammation of unknown origin versus fever of unknown origin：two of a kind. Eur J Intern Med 20：415-418, 2009）．

[*5] a.k.a.「意味不明熱」．

表2 特に注意を要する「不明熱の原因疾患」

感染性心内膜炎(IE)
見落とされる可能性が非常に高い．「遷延する発熱」の患者に何らかの抗菌薬が処方されていない状態で診療する機会は，本邦ではほぼない．Duke's criteria は参考になるが，当然全例が満たすわけではない．経胸壁心臓超音波検査が正常とされた翌日に急性の弁不全が起きる症例も時折見かける．

結核
「感染症は crescendo もしくは decrescendo な経過をたどる」という原則を裏切る感染症であり，常に足をすくわれる可能性がある．

骨髄炎・椎体炎・腸腰筋膿瘍
長期臥床の患者の背部をきちんと診察しなければ，あっけなく見落とす．

感染性大動脈瘤
急速に増大する可能性がある．

深部静脈血栓症・肺血栓塞栓症
静脈血栓症で「高熱が出るわけがない」という思い込みから見逃されている症例が多い．

巨細胞性動脈炎
欧米ではリウマチ性多発筋痛症との合併が有名だが，本邦では必ずしも合併しない．後毛様体動脈に炎症が起こると視力は急性〜亜急性(day の order)で低下する．

結節性多発性動脈炎
リウマチ科医にとっての結核．診断のためには腹部血管造影を行わなければならないこともあり，どうしてもハードルが高くなる．腹部の CT angiography で多発する瘤や動脈の狭窄が同定できることもある．

サルコイドーシス
両側肺門リンパ節腫脹が認められるのは，初診の時点で約50%に過ぎない．本邦では心サルコイドーシスの報告が多く，要注意．

炎症性腸疾患
当初は腹痛などの症状がなく，精査の過程で便潜血検査が陽性になって診断がつく場合もある．一部は劇症型の臨床経過をたどる．

成人スティル病
発熱＋フェリチンの上昇＝成人スティル病「ではない」．診断のためには感染症の可能性，悪性腫瘍の可能性(特に節外性リンパ腫)を注意深く除外すること．

リンパ腫
リンパ腫の一部は炎症細胞浸潤が主体のため，1回のリンパ節生検では腫瘍細胞が同定できないこともある．

心臓粘液腫
経胸壁心臓超音波検査で見逃されることもある．感染性心内膜炎と同じく，塞栓症を契機に診断されることもある．

ほかにも多数あるが，とりわけ問題になりうる疾患をピックアップした．
[萩野 昇：不明熱．西垂水和隆，他(編)：疾患の全体像「ゲシュタルト」をとらえる感染症の診断術．レジデントノート増刊 **16**：172-183, 2014 より]

とりわけ院内発症の不明熱においては稀である．

これまでの報告で不明熱の原因とされてきた疾患の一部は，検査(血清学的検査，画像診断)の進歩によって不明熱の原因となることが稀になりつつあるが，代わりに「注意深いフォローの末に，ある種の幸運が作用して」診断に至るしかない疾患群が「現代の不明熱」のメインプレイヤーである．

遷延する発熱患者の診療にあたっては，「生きている」患者の生存をただちに脅かす諸疾患を診断・除外することにプライオリティが置かれる．

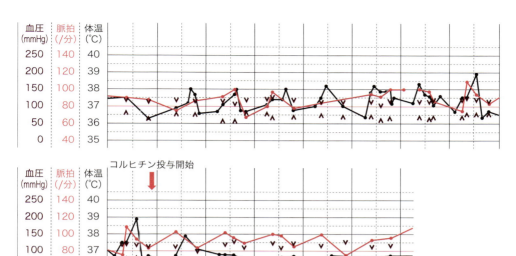

図2　CRP 陰性で遷延する発熱
40歳代，女性．Behçet 病による無菌性髄膜炎の治療後に生じた発熱．プレドニゾロン 30 mg/日の内服下であったが，38℃以上への体温上昇が遷延し，CRP は複数回陰性であった．コルヒチン投与開始後，速やかに解熱した．

>
> 不明熱の患者は「一定期間」は生きている．まずは「次の1日」を危うくする疾患を考えよ！

不明熱の原因となりうる疾患のうち，とりわけ「急変」の可能性があるもの，足をすくわれがちなものを表2に示す．

発熱・高体温症と「炎症反応」

「不明熱」と「不明炎症」の最終診断と予後は大きく異なることはないとされる[*4]が，炎症反応として本邦で頻用される CRP，あるいは ESR（erythrocyte sedimentation rate：血沈）は，あくまでも「ある期間」に起こった，「ある種の炎症」を反映しているに過ぎない．

> 「炎症反応（炎症マーカー）」は「ある期間」に起こった「ある種の炎症」を反映しているに過ぎない．

例えば，CRP は主に IL-6 によって肝臓で生成される蛋白質だが，IL-6 が上昇するようなイベントがあってから 24 時間で上昇する．また，IL-6 の介在しない炎症による発熱が生じることも十分にありうる（図2）．

また，大型血管炎，サルコイドーシス，結晶性関節炎，再発性多発軟骨炎などの「自

I. リウマチ・膠原病へのアプローチ

表3 「自己抗体陰性」不明熱

・血管炎 　○結節性多発動脈炎 　○高安動脈炎 　○巨細胞性動脈炎 　○ANCA関連血管炎の一部 ・リウマチ性多発筋痛症 ・炎症性腸疾患	・サルコイドーシス ・再発性多発軟骨炎 ・Behçet病 ・成人スティル病 ・周期性発熱症候群 ・脊椎関節炎 ・IgG4関連疾患

脊椎関節炎が「古典的不明熱」の病像をとることはきわめて稀だが，「炎症反応の亢進が遷延する慢性腰痛症」の原因としての脊椎関節炎は非常にしばしば見逃されている．

己抗体陰性不明熱」をきたしうる疾患群は，炎症反応の上昇のみが遷延する疾患としても重要である（表3）．

「障害臓器・システムを絞る」ための飛び道具：FDG-PET

問診と身体診察から，障害されている臓器・システムが何であるのかを知る（推測する）ことは，その後の診断的アプローチの検査前確率を大きく変える．「網羅的な検査」は最悪であるが，そもそも「適切な問診が行えない」ことがハードルになることもある．

近年，FDG-PETを含めた核医学検査による「炎症部位の同定」が臨床的に有用であるとの報告が多くみられる．なるほど問診・身体診察がすべてではないとは言えるが，FDG-PETそれ自体のコスト（費用・放射線被曝など）を考慮すると，筆者は以下のように限定された症例で有用であると考える[*6]．

- 適切な病歴が得られない．
- 腫瘍もしくは慢性感染症の既往がある．
- 人工物のインプラントがある[*7]．

ロジック PETは高いが役に立つ（あるいは，役に立つが高い）．

Huggy's Memo

[*6] ちなみに，筆者の勤務する施設にはFDG-PETがなく，「最寄りのPET」まで1時間かかることもあり，保険診療の制限もあって「不明熱精査のためのPET」は撮影していない．それでもほとんどの場合何とかなっているが，本文に述べたようなケースでは回り道を余儀なくされるように思う．

[*7] 「稀な疾患による稀な臨床像が疑われる」場合を含めてもよいかもしれないが，それは要するに「網羅的な検査」ということになると考え，棄却した．ただし，「何が起こっているのか全く見当がつかない」ことは，遷延する発熱・不明熱の診療にそれなりの興味をもって取り組んでいてもときどき遭遇する．そういったケースでは費用対効果のバランスが異なるだろう．

表4 不明熱診療で疑わしい疾患群("Usual suspects")

・感染性心内膜炎(IE)	・全身性エリテマトーデス(SLE)
・結核	・リウマチ性多発筋痛症, 巨細胞性動脈炎
・腹腔内膿瘍	・サルコイドーシス
・EBV・CMV の単核球症	・炎症性腸疾患
・リンパ腫	・亜急性甲状腺炎
・白血病	・習慣性高体温
・成人スティル病	・薬剤熱

「不明熱」の最終診断は 200 以上報告されているが, うち「14 個」が最終診断の 59%を占める(Vanderschueren S, et al : From prolonged febrile illness to fever of unknown origin : the challenge continues. Arch Intern Med 163 : 1033-1041, 2003).

リウマチ科的な考え方に立ち戻る

個々の診断の可能性を検討するにあたって, 例によって「SPRF サイクル」で考える.

■1.「疑う(Suspect)」
患者の症状・徴候が, ある特定の疾患(血管炎, 肺外結核など)の可能性を示唆していることを認識する.

■2.「迫る(Pursue)」
その疾患に特異的な検査所見の有無を探し, 培養・病理検体を採取する.

■3.「除外する(Rule out)」
その疾患に似た病状を呈する諸疾患の可能性を検索・除外する.

■4.「フォローする(Follow up)」
治療経過がその疾患の臨床経過として矛盾はないか, 観察する.

「不明熱のメインプレイヤー」となる疾患は, まず「疑う」ことが困難である. 両側肺門リンパ節が腫脹しないサルコイドーシス, 小腸限局性の Crohn 病, 大動脈弓部やその分岐部に炎症所見のない高安動脈炎などは,「内科診療において決して common とは言えないが, 不明熱診療ではしばしば問題になる」頻度の疾患が, 非典型的な病像を示したものである(表4).

 "Usual suspects" を追え.
特に結核, 感染性心内膜炎, リンパ腫.

次に「迫る」「除外する」のステップがある. 感染症は, 多くの場合「感染した臓器」から「病原微生物を証明」することや, 血清学的検査によって診断される. 悪性腫瘍は特殊な例外を除いて, 腫瘍細胞を証明することによって診断される. そして, 膠原病・リウマチ性疾患は, 特徴的な臨床像・血液検査異常とともに「感染症ではない」「悪性腫瘍ではない」ことが確認されたうえで診断される.

ロジック 不明熱が膠原病・リウマチ性疾患によるものであると疑うとき，まず最初に行うべき検査は「血液培養2セット」である．

ただし，上述のように，自己抗体が検出されないリウマチ性疾患こそが不明熱・不明炎症のメインプレイヤーである．

ロジック リウマトイド因子，抗核抗体，抗好中球細胞質抗体(anti-neutrophil cytoplasmic antigen：ANCA)陰性＝「リウマチ性疾患は否定的」ではない．

膠原病・リウマチ性疾患，感染症，悪性腫瘍．これら3つのカテゴリーに属する疾患は，診断へのアプローチが独立しておらず，特に膠原病においては「感染症ではない」「悪性腫瘍ではない」ことを確かめるプロセスが必須となる．悪性腫瘍や慢性感染症がベースにあることが判明している患者におけるリウマチ性疾患の診断は，時として困難である．

そして「フォローする」ステップがある．不明熱はいくら慎重に診断・除外のステップを進めても，「後から顔を出す」疾患群がメインプレイヤーであることを再度思い出していただきたい．治療経過がその疾患の臨床経過として矛盾しないことまで確かめて，ようやく「診断」としてよい．

＊＊＊

遷延する発熱や炎症反応へのアプローチは，リウマチ科診療の大きな部分を占める．後続の章でも各論のなかで，「診断への近道」「はまりやすい落とし穴」について，折に触れて述べていく．

I. リウマチ・膠原病へのアプローチ

06

プライマリ・ケアのための臨床免疫学

Do Not Miss!
- ☑ 免疫には「自然免疫」と「獲得免疫」がある．
- ☑ これらの免疫システムの不具合が「免疫不全」や「自己免疫疾患」の原因となる．
- ☑ 自然免疫を不適切に刺激しないこと，獲得免疫の「自己調整能」をいたわることが自己免疫性疾患の治療の最初のステップになる．

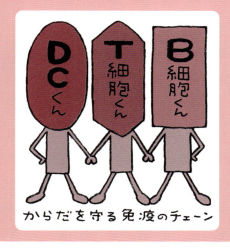

臨床で使うロジックとしての免疫学

研修医しまむら（以下「しまむら」）「総論部分のシメにあたる章ですが，僕たちがこの本に出演できるとは思いませんでしたね，ぶぅちんセンセ！」

指導医ぶぅちん（以下「ぶぅちん」）「そうだね，しまむら君」

しまむら「で，臨床免疫学ですか？ 知らなくても何とかなるような気がするけどなぁ」

ぶぅちん「確かに，この病気ではこの薬を使う！ということだけなら，特に免疫学を知らなくても何とかなるだろう．また，近年の免疫学は爆発的と言ってよい進化を遂げていて，専門医が覚えておかなくてはならないことも爆発的に増えている．でも，そんな最先端の話ではなく，ごく基本的な『臨床で使うロジックとしての免疫学』を踏まえておくと，それだけで視野が開けてくるんだよ」

しまむら「ふーん」

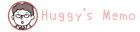Huggy's Memo

裏タイトル ▶ リウマチ診療の横糸
縦糸は筋骨格・軟部組織の診療を含めた内科の総合力．

自然免疫と獲得免疫

ぷぅちん「そこで,出てくる役者を極端に絞った『プライマリ・ケアで使える臨床免疫学』の話をしようと思う.例えばここから始めてみよう」

> **ロジック** 免疫には,2つある.
> ・自然免疫(innate immunity)
> ・獲得免疫(acquired immunity)

しまむら「あ,いま聞こえてきましたよ,忙しい先生方がこの章を飛ばしてページをめくる音が!」

ぷぅちん「……そこはぐっと聞こえないふりをしよう.さて,『免疫』というのは,自分に害をなす可能性のある細菌やウイルス,はたまた癌細胞を絶えずサーチしていて,必要ならばデストローイしているわけです」

しまむら「デストローイ……,ですか」

ぷぅちん「『ロ』にアクセントな.で,その『サーチの仕方』というか,外敵を退けるにもいろいろなレベルがあるわけで,とりあえず壁を作って近くにマキビシを撒いておくようなシンプルな方法が」

しまむら「どこかの国境みたいな……」[*1]

ぷぅちん「あちらはできる見込みが全くないけれど,皮膚という免疫臓器は,強力な上皮細胞間の接着(ギャップジャンクション)によって外敵を通さず,さらに表面に抗菌ペプチド(マキビシ的な)をまとっています.ちなみにアトピー性皮膚炎の皮膚では抗菌ペプチドが少なく,乾癬の皮膚では抗菌ペプチドが多くなっていることが確認されています」

しまむら「ほうほう」

ぷぅちん「皮膚のように頑丈なバリアとマキビシがなくても,粘膜のように外敵を『粘液で洗い流して』防御するという方法もありますね.流れよければすべてよしだ.で,その一番最初のバリアが何かの拍子に突破されたときに,『お? おまえどこチューなん?』ということで寄ってくるのが自然免疫の役者たち,つまりマクロファージや樹状細胞,好中球などです」[*2]

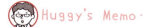

*1 どこのことを指しているのか不明.

しまむら「なんだかガラ悪いなぁ」

ぶぅちん「このマクロファージや樹状細胞は，微生物の構成要素（リポ多糖類，ヒートショックプロテイン，バクテリアのDNAあるいはウイルスの二重鎖RNA）をpattern-recognition receptor（PRR）と総称される一群の『センサー』を介して認識し，コーフンするのです！」[*3]

しまむら「危ない，ヤンキーが暴れてる！」

ぶぅちん「コーフンしたマクロファージや樹状細胞は炎症性サイトカイン（IL-1β，TNF-α，IL-6など）・I型インターフェロンなどを放出すると同時に，抗原提示の準備を着々と整えるのです」

しまむら「え，えらいことや……．せ，戦争じゃ……」[*4]

ぶぅちん「……やめなさい．まぁ，とにかく，自然免疫はいろいろなものを認識して，その場で防御したり，やっつけたり，あるいは獲得免疫のほうに情報を流したりするという，『免疫の一次反応』の役割を担っているわけですね」

適切な免疫反応と自己免疫（炎症）性疾患

ぶぅちん「で，話は抗原提示を受けた獲得免疫側の話に移っていくわけですが，そもそも適切な免疫反応ってなんだろうね？」

しまむら「風邪とか，あっという間に治ることですか？」

ぶぅちん「えらくざっくりした返事だなぁ……まぁいい．こんな感じで考えてみよう」

「適切な」免疫反応
a．適切なタイミングで始まる
b．適切な場所で起こる（侵襲が起こったのと見当はずれの場所で免疫反応が起こらない）

 Huggy's Memo

[*2] 勉強熱心な患者さんに，血液検査で「マクロファージはいくつぐらいありますか？」と聞かれたことがある．血中には「単球」の形で存在し，活性化して血管外に出たものが「マクロファージ」なので，血液検査の結果には反映されない．筆者の医学生時代には，「（いろいろな意味で）選り好みをしない」学生は「マクロファージ」と揶揄されていた．

[*3] すでにout-of-dateではあるが，それでもウェブ媒体の強みで，いまだに読まれているらしい：萩野 昇「繰り返す発熱と自己炎症症候群——感染症科医のためのprimer」KANSEN JOURNAL No. 32,2012.1.26（http://www.theidaten.jp/journal_cont/20120107J-32-2.htm）．ぶぅちん先生としまむら君のデビュー作．

[*4] 雁屋 哲（原作），由起賢二（画）『野望の王国』（日本文芸社）より．なぜか帝京大学ちば総合医療センター血液・リウマチ内科の必読文献に指定されている．

　　　　　c. 適切な強度の反応が起こる
　　　　　d. 適切なタイミングで終わる（組織の修復が起きる）
　　　　　のが「適切な」免疫反応である．

ぶぅちん「適切なタイミング・場所で免疫反応が開始できなければ『免疫不全』状態だし，逆に適切なタイミングで終わらなければ不要な炎症が遷延する『自己免疫性疾患』となります．A群溶連菌の咽頭炎からリウマチ熱を発症するのは，見当はずれの場所で免疫反応が起こり，しかも終わらなかったということですね」

しまむら「なるほど」

ぶぅちん「で，獲得免疫の話に移りますが，自然免疫の役者たち（好中球，マクロファージ，樹状細胞）がひとしきりコーフンした後に，よりテキの顔を詳しく見知って（特異性）・覚えている（免疫記憶）リンパ球がここでの主役になります」

しまむら「チンピラが暴れた後にヒットマンが」

ぶぅちん「それアカン」

しまむら「チンピラ（自然免疫）は誰にでも絡む（非特異的）し，すぐ忘れる（免疫記憶の欠如）」

ぶぅちん「補足コメントの形式にしてもアカン」

しまむら「……反省し自重します」

ぶぅちん「獲得免疫についてはMHCとかT細胞受容体とかがトラウマになっている読者の先生方も多いと思いますので，ここでは思いっきり省略します．要するに抗原提示細胞からTリンパ球は『顔写真』と『それはテキか味方か』の情報を受けとるわけです．で，Tリンパ球は受けとった情報に応じて分化していくと同時にBリンパ球に情報を伝達します（図1：KISS免疫反応）」

しまむら「ざっくりした図ですね！ 制御性T細胞はどこですか？」[*5]

ぶぅちん「例えば，この抗原提示細胞とTリンパ球の間の情報伝達をイジることによって関節リウマチを改善したり，抗癌作用を発揮したりする薬剤がすでに実地臨床

Huggy's Memo

[*5] 多くの重要な役者や，本来あるべき「矢印」を意図的に省略したが，「やりすぎ感」は否めない．
[*6] 関節リウマチに使用されるアバタセプト（オレンシア®）は抗原提示細胞からT細胞へのシグナル伝達を止める分子"CTLA-4"を免疫グロブリンIgGのFc部分に接続した「人工のCTLA-4」である．抗原提示細胞とT細胞の共刺激経路を抑制することによって，T細胞の免疫反応を抑制することが作用機序であるとされる．一方，抗癌薬のイピリムマブ（ヤーボイ®）は抗CTLA-4抗体，ニボルマブ（オプジーボ®）は抗PD-1抗体であり，癌細胞に対するT細胞の「ブレーキ」を破壊することが作用機序であるため，「免疫チェックポイント阻害薬」と呼ばれる．副作用には（当然のように）自己免疫疾患の発症が含まれる．

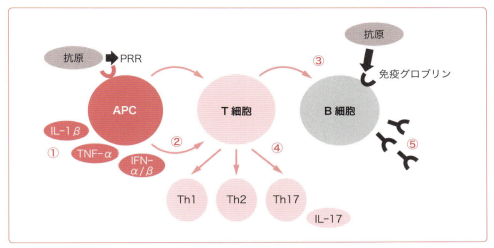

図1 KISS（Keep It Stupid Simple）による免疫反応と臨床免疫学
KISS 免疫反応
マクロファージ・樹状細胞などの抗原提示細胞（antigen-presenting cells：APC）は，抗原をPRR（pattern-recognition receptor）によって認識すると，炎症性サイトカインやⅠ型インターフェロンを放出する（①）とともに，Tリンパ球（T細胞）に抗原提示を行う．その際に「顔写真」（どんな外来抗原が入ってきたか）という情報とともに「テキかどうか」（外来抗原に対してどのように反応すべきか）の情報も伝達される．情報を受け取って活性化したTリンパ球は，抗原を受け取ったBリンパ球（B細胞）に分化・抗体産生を指示（③）したり，さらに独自機能を果たすために分化したりする（④）．Bリンパ球はまず5量体のIgMを，次いでIgGを産生する（⑤）．B細胞の一部はメモリーB細胞となり，外来抗原に対してより速やかに反応できるようになるほか，抗原に対してより親和性の高いIgGが産生される現象も知られている．
KISS 臨床免疫学
① 痛風は尿酸結晶が単球・マクロファージの「インフラマソーム」を介したIL-1β産生を促進することが炎症の一因となっている．痛風性関節炎におけるコルヒチンの作用機序には，このインフラマソームの形成阻害が含まれる．慢性期の治療は尿酸結晶を形成させないこと，すなわち尿酸降下療法である．
② 関節リウマチの罹患リスクに関連する遺伝子多型のうち，代表格がHLA-DRB1の多型である．
③ SLEは，抗核抗体をはじめとする自己抗体が産生され，免疫複合体が臓器に沈着することが病態生理の一部をなす．
④ 乾癬は，サイトカインIL-17の産生バランスが崩れていることが一因で起こり，IL-17阻害薬が奏効する．
⑤ 多くのチェック機構を逃れて，本来産生されてはならない「自己抗体」が産生「され続ける」ことは，多くの自己免疫疾患に認められる特徴であるが，自己抗体そのものが病態生理に直接関与している疾患は意外と少ない．

で使われているので，考えてみればすごい進歩ですね」[*6]

しまむら「全くです！」

ぶぅちん「で，この経路にいろいろな不具合が生じることによって，自己免疫（炎症）性疾患が引き起こされるわけです．また，同時に自己免疫疾患を悪化させないヒントも読みとれます（図1：KISS 臨床免疫学）」

しまむら「と言いますと？」

ぶぅちん「例えば痛風は，尿酸結晶が『インフラマソーム』と呼ばれる複合体を形成して，単球からのIL-1β産生を促進させることが，関節炎の一因なんです」

しまむら「ほぅ」

ぶぅちん「コルヒチンはインフラマソームの形成を妨げることによってIL-1βの産生を抑制し，痛風性関節炎の炎症を緩和することが近年わかってきました[i]．また，IL-1βは主に自然免疫に関係する免疫細胞（単球など）から産生されるので，免疫記憶はありません．ですので発作の予防は尿酸結晶をつくらせないこと，つまり尿酸降下療法だけで十分です」

しまむら「なるほど」

ぶぅちん「関節リウマチでは，発症リスクに関与する遺伝子がいくつか同定されていますが，その中の代表格にHLA-DRB1という，それこそ直球で抗原提示にかかわる蛋白質をコードする遺伝子の多型によって発症リスクが上昇することが知られています．T細胞を間違えてビシバシ刺激してしまうことが，その後の自己抗体（抗CCP抗体など）産生を含めた関節リウマチ発症メカニズムの一段階に関係しているのでしょう」

しまむら「こうげんていじに不具合のあるこうげんびょう……」

ぶぅちん「（無視して）こういった臨床免疫学の各論は本当に興味深いし，免疫システムの理解が深まった部分が即座に臨床応用されたり，臨床での観察が免疫システムの理解を深めたりする場面を見るのは感動的ですが，今回の主題から外れるので深く述べません．ただし，図1から推測できることとして以下の3点があります」

> **ロジック** 免疫システムから推測する自己免疫性疾患の治療原則
> ① 免疫システムは自然免疫・獲得免疫の各々で「自己に反応しないための」チェックポイントを多数持っていること．
> ② にもかかわらず臨床的な自己免疫性疾患が認められるということは，自然免疫・獲得免疫システムの多段階に「相当な」不具合があると推測されること（不適切な刺激が入りっぱなし・刺激への反応が大げさ，など）．
> ③ つまり，自然免疫を不適切に刺激しない，獲得免疫の「自己調整能」をいたわる，ということが自己免疫性疾患の治療の最初のステップになる．

しまむら「③は具体的にはどういう意味ですか？」

ぶぅちん「しまむら君がさっき言ったように，『風邪があっという間に治る』のは，急性上気道炎の原因ウイルスに対して免疫システムが自然免疫・獲得免疫の各々のフェーズで適切に反応できている証拠なんだよ．でも，自己免疫疾患の患者さんでは，そもそもそのように免疫システムを作動させないほうがよいのです．ステロイドや免疫抑制薬による治療を受けている間には重篤な日和見感染症の予防が必要なのは当然ですが，自己免疫疾患の病態を考えると，風邪もひかないほうがいいし，そのほかの避けられる感染症も予防すべきです．喫煙で粘膜免疫をかき乱さないほうがよいのは言うまでもなく，口腔内衛生を保ち，おしりは可能ならウォシュレット®で洗浄」

しまむら「日本が世界に誇るトイレですね！」

ぶぅちん「SLE で紫外線防御するのも，SSc で寒冷刺激を避けるのも同じ理屈です．最近では，睡眠中に，免疫は自分の『記憶を整理』しているらしいこともわかってきました．過労を避け，よく寝ることが獲得免疫の自己調整能をいたわることになります．これこそ，臨床免疫学的な患者教育」

しまむら「深く納得しました」

ぶぅちん「とにかく，最後まで読んでいただくことを目標にした臨床免疫学の章でした」

しまむら「またどこかでお会いしましょう！」[*7]

📖 文 献

i） 審良静男，黒崎知博：新しい免疫入門―自然免疫から自然炎症まで（ブルーバックス）．講談社，2014 に詳しい．

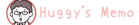

[*7] ほかにぶぅちん先生としまむら君の漫才が読めるのは：大藤 貴，萩野 昇「肺結核症診断の原則――いわゆる『後医』の立場から」KANSEN Journal No. 44（2013.9.1）（http://www.theidaten.jp/journal_cont/20130816J-44-2.htm）である．

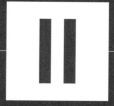

リウマチ・膠原病の薬
―治療にはどんな武器があるのか？

II．リウマチ・膠原病の薬―治療にはどんな武器があるのか？

ステロイドの使い方

Do Not Miss !
- ☑ ステロイド治療の3原則を押さえる．
- ☑ ステロイドが奏効するメカニズムを理解し，最適な臨床使用法を考える．
- ☑ ステロイドの投与には，患者個々のリスクを評価し，副作用に留意しながら慎重に行う．

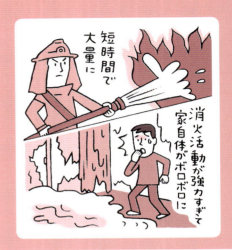

　医療のどのような分野においても，「この疾患・病態に"ステロイド"はどうだろうか？」という疑問は，医師の念頭を去らない．それは，私たちが診療する疾患の臨床症状は，かなりの部分が「炎症」から形成されているからであり，ステロイドが強力な抗炎症作用を有するからである．

ステロイド治療の3原則

ステロイドの作用・副作用，そして今日の「正しい使い方」

　1948年9月21日メイヨー・クリニックの内科医Henchが，関節リウマチの29歳の女性に対し，生合成に成功したばかりのコルチゾンを筋肉注射したことが，現代リウマチ学の幕開けとなった，と言っても過言ではない[*1]．ステロイド投与を受けた最初の患者は，ステロイドの副作用による最初の犠牲者でもあり，（アスピリンと併用した）ステロイドの大量使用による消化性潰瘍の穿孔で死亡したとされている．

　今日，リウマチ性疾患・膠原病に対するステロイドは，以下の3原則に基づいて投与計画が立てられる．

 Huggy's Memo

　裏タイトル 火はただちに消せ！ ただし，水浸しにはするな！

[*1] 実は注射したのはDr. Henchではなく，同僚のDr. Slocumbであった．Hench自身は来たるロンドンでの講演準備に余念がなかった．講演タイトル「関節リウマチの改善可能性（"The Potential Reversibility of Rheumatoid Arthritis"）」．

ステロイド治療の3原則
1) 強力かつ速やかな「抗炎症作用」の発現を期待して投与する.
2) 長期投与による「免疫抑制作用」は,可能なかぎりステロイド以外の免疫抑制薬,抗リウマチ薬,生物学的製剤に代替させる.
3) 局所投与が可能な場合は局所投与を行い,全身投与を避ける.

抗炎症作用とは,「いま起こっている異常な免疫反応を抑える」作用であると理解してよい.また,免疫抑制作用とは「新しい免疫反応を(正常・異常を問わず)起こりにくくする」作用である.ステロイド投与開始直後に感じられる臨床効果の多くは抗炎症作用が中心であり,その時期に起こる副作用は不眠・電解質異常など(モニタリングが十分であれば)対応が比較的容易な,可逆的なものが多い.

一方で,「ある程度の量」を「一定期間」使用すると,免疫抑制作用が発揮されてくる.ステロイドの免疫抑制作用が発現する時期と軌を一にして,対応困難な,時として(大腿骨頭壊死など)非可逆的な副作用が出現してくる.また,慢性関節炎が主徴の疾患(関節リウマチ,脊椎関節炎など)は,その疾患そのものが骨粗鬆症のリスクであり,ステロイド全身投与による関節炎コントロールは,原疾患ならびにステロイド誘発性骨粗鬆症による脆弱性骨折の危険性と表裏一体である.

免疫抑制薬・抗リウマチ薬の種類が限定されていた頃にはステロイドの「免疫抑制作用」に依存してリウマチ性疾患・膠原病の治療を行わざるを得なかった.しかし,免疫抑制薬の種類が増え,関節リウマチ,SLEをはじめとするリウマチ性疾患の病態生理の理解が進むとともに,異常な免疫反応をより特異的に抑えることが可能になってきた.現在では,ステロイドは「十分な量で異常な炎症反応を抑えこみ,可及的速やかに『疾患の寛解状態』を達成するように使用し,非可逆的な副作用の出現を最低限に抑えるよう速やかに減量,可能ならば中止する」薬剤という位置づけになりつつある[*2].

リウマチ性疾患・膠原病を「火災」と「予防」で例えると……

次のように理解するのはどうだろうか.

自己免疫性・炎症性疾患において,炎症は「いま起きている火事」の炎に例えられる.炎によって自宅(身体)が損傷されている現在,なるべく早く炎を消し止めるために短期間で大量の水を使わなければならない(ステロイドの抗炎症作用)が,炎を消し止めた後も自宅での生活が続く以上,大量の水で自宅が水浸しになるのは避けたい.

Huggy's Memo

[*2]「免疫抑制薬併用下にステロイド減量を速やかに行う」,いわゆる"steroid sparing"の効果「そのもの」を検証した臨床研究は限られており,欧州リウマチ学会の推奨ではrejectされているが,個人的にはその推奨(reject)部分での議論に納得できない(Duru N, et al:EULAR evidence-based and consensus-based recommendations on the management of medium to high-dose glucocorticoid therapy in rheumatic diseases. Ann Rheum Dis **72**:1905-1913, 2013).

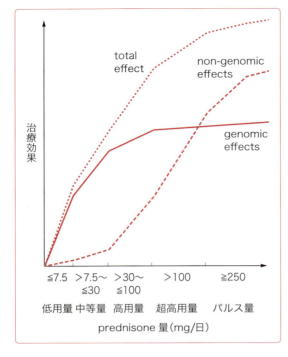

図1　prednisone の臨床効果
prednisone の用量ごとの genomic effects と non-genomic effects，それらを合算した「臨床効果（total effect）」の概念図

　一方で，自宅が今後火災に巻き込まれないようにする（寛解状態を維持する）ためには，火がつきにくくなるような工夫が必要である．かつて，建材が限られていた頃は「一定量の水で自宅を常に湿らせておく」ぐらいしか方法がなく（ステロイドの免疫抑制作用による維持療法），多くの不具合（副作用）が生じていた．現在では優秀な建材（免疫抑制薬）が入手可能となり，必要な水の総量は少なくなりつつあるが，それでも何らかの理由［「建材が自宅に合わない（免疫抑制薬の副作用）」など］によって絶えず水が必要になる（維持量のステロイド）ケースは残る．

最適な臨床使用法を考える

ステロイドが臨床効果を発揮するメカニズム

　ステロイドが臨床効果を発揮するメカニズムは複数あるが，大きく分けて genomic effect（糖質コルチコイド受容体を介した遺伝子転写の調節）と non-genomic effect（遺伝子とは直接関係しない効果）がある．後者はさらに複数の経路に分けることが可能だが，臨床効果としては一括して考えてよい．

■genomic effect

　細胞膜を通過した糖質コルチコイドは細胞内の糖質コルチコイド受容体と結合し，複合体を形成する．複合体は核内に移動した後，抗炎症性サイトカインの遺伝子転写を促進し，炎症性サイトカインの遺伝子転写を抑制することで効果を発揮する．臨床効果として発現するまでに数時間を要する．30～100 mg/日相当の prednisone 投与で cGCR がほぼ 100%飽和し，この機序を介したステロイドの臨床効果はプラトーに達する[*3]．

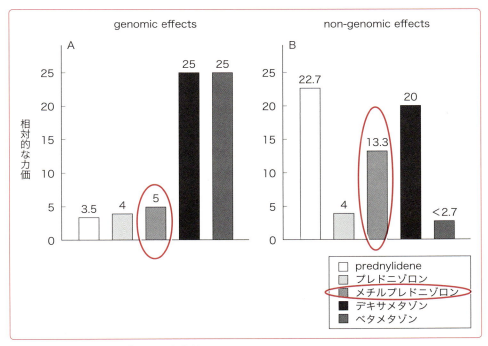

図2　メチルプレドニゾロンの臨床効果
他の糖質コルチコイドと比較して，相対的に non-genomic effects が強い．
(Buttgereit F, et al：Standardised nomenclature for glucocorticoid dosages and glucocorticoid treatment regimens：current questions and tentative answers in rheumatology. Ann Rheum Dis **61**：718-722, 2002 より)

■non-genomic effect

　アラキドン酸カスケードを抑制するなど，遺伝子の発現を介さない機序で効果を呈する．genomic effect を介するよりも臨床効果の発現までが速やかであり，prednisone 100 mg/日以上の高用量であっても効果はプラトーに達しないとされる(図1，2)．

　このように，ステロイドは用量によって臨床効果を発現するメカニズムが異なる部分があると想定されている．膠原病急性期において，すでに臓器障害が顕在化しており，ある程度以上重篤である場合(あるいは今後の重篤化が予想される場合)，ステロイドパルス療法が行われることがある．これは一刻も早い寛解導入を期待して行われるステロイド大量療法であり，糖質コルチコイド受容体を介した genomic effect に加えて，これを介さない non-genomic effect をも総動員した治療である．相対的に non-genomic effect の強いメチルプレドニゾロンがステロイドパルス療法に使用されるのは合理的である．また，non-genomic effect もメチルプレドニゾロン 250～500 mg/日前後でほぼ最大に達するため，「1日 1,000 mg のメチルプレドニゾロン点滴投与」であれば，メチルプレドニゾロン 1,000 mg の点滴を1日1回行うよりも，500 mg の点滴を1日2回施行したほうが non-genomic effect のピーク効果が持続する時間が長く，それだけ臨床効果も高い

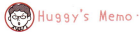

*3　このことから，1990 年前後には「ステロイドパルスは無意味だ」とする考えもあった．今は当然否定されている．

と想像される[*4].

現在，臨床現場で行われているステロイドの投与法は適切か？

リウマチ性疾患治療におけるステロイドの最適な投与法について検討した臨床試験は少なく，経験的な投与法が1980年代までに確立した後は，それを踏襲している部分が大きい．それ以前（1975年）に行われた巨細胞性動脈炎を対象とした試験では，同量（60 mg/日）のprednisoneを投与する場合，「投与間隔が広いと，ステロイドの臨床効果も副作用も減弱し，投与間隔が狭くなるにつれ，効果も副作用も増強する」傾向がみて取れる[*5]．また，隔日投与によって，特に視床下部・下垂体・副腎系（HPA系）に与える影響が減り，骨粗鬆症以外の多くの副作用（例えばCushing症候群）を軽減できる可能性がある．

本邦ではプレドニゾロンの製剤として1 mg錠・2.5 mg錠・5 mg錠が使用可能（5 mg錠が一般的に用いられる）であるが，例えば10 mg錠・20 mg錠は使用できない（米国ではジェネリックで20 mg錠や50 mg錠のprednisoneが処方可能[*6]）ので，60 mg/日のプレドニゾロンを処方する場合は5 mg錠を12錠となる．朝に内服する薬剤の錠数を低減するため，例えば「朝8錠・昼4錠」という処方が慣習となっている施設もあり，とりわけ不適切とは言えない[*7]．

点滴静注と比較して，経口内服のほうがバイオアベイラビリティに優れる傾向がある．プレドニゾロン内服による治療を受けていた患者が（原疾患悪化以外の）何らかの理由で点滴投与に移行せざるを得なくなったとき，厳密に等力価のステロイドを投与する必要はなく，例えばプレドニゾロン10 mg/日で治療を受けていたリウマチ性多発筋痛症の患者が肺炎のため経口摂取困難になった場合には，一時的に（3～5日間）メチルプレドニゾロン20 mg程度まで増量して点滴投与を行うことは（血糖値がコントロール可能な環境では）十分に許容できる．迷う場合には「投与量を多めに間違えた」ほうがよい．

副腎皮質が産生する糖質コルチコイドの量は，以前はプレドニゾロンに換算して5 mg/日程度と考えられていたが，最近の検討では非ストレス状態においてはより少量（プレドニゾロン換算で2～5 mg/日前後），ストレス下においては20 mg/日前後まで，ダイナミックな調整が行われていることが明らかになっている[*8]．このことは，「補充

Huggy's Memo

[*4] その仮説を検証した臨床研究はほとんどないが，筆者の施設ではメチルプレドニゾロン500 mgを12時間間隔で計6回投与することを「ステロイドパルス」としている．［参考文献（総説）］：Franchin G, et al：Pulse steroids：how much is enough? Autoimmun Rev 5：111-113, 2006]
[*5] Hunderらの報告は，今日的観点からは，一次エンドポイントの設定がない，サンプルサイズの計算が行われていない，など，多くの「ツッコミ」が可能な臨床試験であるが，にもかかわらず，読んで「心が温まる」不思議な論文である．予想外の経過をたどった症例について，個々の臨床経過が詳述されているからだと思われる．「論文の向こうに，臨床試験に参加した個々の患者さんの顔が見える」ような気がする(Hunder GG, et al：Daily and alternate-day corticosteroid regimens in treatment of giant cell arteritis：comparison in a prospective study. Ann Intern Med 82：613-618, 1975)．
[*6] prednisoneとプレドニゾロンは等価換算されるが，諸外国からの報告を読んでいると，時折疑問に感じられる瞬間がある．prednisoneのほうが力価が低くないだろうか？
[*7] だが，あまり意味もないように思える．

量」であるはずのプレドニゾロン5 mg長期投与によってCushing症候群が認められることからも，直感的に理解できる[i]．

糖質コルチコイドは体内でダイナミックに調整されており，かつて「維持量」とされていた量も内分泌環境に大きな影響を与える．
"As much as necessary, as little as possible."

実際の使用例

ステロイドの初期使用量は病名で決まるのではなく，病変臓器の重篤度で決まる．初期治療は以前は4〜6週間で固定されていたが，現在は寛解導入されれば減量を開始する傾向にある[*9]．以下に初発例での初期治療処方を例示する．

これまで著患を指摘されたことのない高齢者のMPO-ANCA陽性ANCA関連血管炎．主たる罹患臓器が腎臓であるが，クレアチニンクリアランス（Ccr）は40 mL/分以上と見積もられ，入院ワークアップと並行して初期治療を開始する場合
- プレドニゾロン　1回8錠を1日1回　朝食後（約1 mg/kg/日）
- 活性型ビタミンD　1日1錠　朝食後（A）
- ST合剤　1日1錠　朝食後（B）
- ビスホスホネート　1錠を毎週月曜日起床時　内服（B）
- プロトンポンプ阻害薬　1日1錠　朝食後（C）

これまで著患を指摘されたことのない若年者のSLEで，発熱・関節痛などの全身症状や口腔内潰瘍・蝶形紅斑などの皮膚症状はあるものの，中枢神経病変（CNSループス）・ループス腎炎などの重篤臓器病変は認めず，外来ワークアップと並行して初期治療を開始する場合
- プレドニゾロン　1回4錠を1日1回　朝食後（約0.5 mg/kg/日），あるいは1回8錠を1日1回　朝食後，隔日内服
- 活性型ビタミンD　1日1錠　朝食後（A）
- ヒドロキシクロロキン　1日1錠　朝食後（A）（理想体重が31 kg以上46 kg未満の場合）
- ST合剤　1日1錠　朝食後（D）
- ビスホスホネート（weekly製剤）　1錠を毎週月曜日起床時内服（D）
- プロトンポンプ阻害薬　1日1錠　朝食後（D）

(A)：ほぼすべての症例で併用が推奨される
(B)：多くの症例で併用が必要になる

 Huggy's Memo

[*8] 古典的Teachingでは，プレドニゾロン5 mg 1錠，メチルプレドニゾロン4 mg 1錠……が1日に副腎から産生される糖質コルチコイドと同力価とされていた（Esteban NV, et al : Daily cortisol production rate in man determined by stable isotope dilution/mass spectrometry. J Clin Endocrinol Metab 72 : 39-45, 1991）．

[*9] いくつかの例外はあり，例えばリウマチ性多発筋痛症の初期治療量はプレドニゾロン15〜20 mg/日でほぼ一律である[Dasgupta B, et al : BSR and BHPR guidelines for the management of polymyalgia rheumatica. Rheumatology (Oxford) 49 : 186-190, 2010]．

(C)：併用が必要な症例もある
(D)：多くの症例で併用は不要である

ステロイドの見えない副作用にどう対処するか

続いては「ステロイドの副作用対策」について，上記のような処方の違いが生じる理由を明らかにするように試みる．さらに，このような「多種多様な副作用が生じる可能性がある」内服薬を処方するうえで，患者にどのように説明することが望ましいかを考えたい．

ステロイド(糖質コルチコイド)臨床使用の歴史は，そのままステロイド副作用対策の歴史である．今日，副作用対策はより洗練され，必要な患者(すなわち，特定の副作用についてハイリスクであると予想される患者)に対して適切な対策を行い，ステロイド投与量を最小限に抑えることによって，ステロイド治療に関連した(非可逆的な)合併症を最小限に抑えることが可能となりつつある．それでも，非可逆的な副作用・臓器合併症は必ずしも処方医には見えない場所で起きていると想定しなければならない．やや極端だが，「プレドニゾロンのPはpoisonのP(P is for poison)」程度に思っていてもよいだろう*10．

以下，リウマチ性疾患・膠原病の治療に中等量以上のステロイド全身投与を2週間以上継続して行う場合に留意すべき副作用対策のポイントを述べる．がん化学療法におけるステロイド投与や，その他の炎症性病態に対するステロイド投与にも応用可能だが，リスク予測(特に感染症，骨粗鬆症)について異なる部分がある．網羅的ではなく，「予防可能性」に重点を置いて解説する．

ステロイド投与時の副作用と対策：(1)感染症予防

投与開始からの時系列・投与量(プレドニゾロン換算)に沿って，比較的よくみられる副作用をまとめたものが表1である．このうち，ステロイド減量「以外の」対策が可能なものについて以下に述べる．

ニューモシスチス肺炎(PcP)では予防閾値に応じてST合剤を使用

ステロイドは好中球遊走の抑制・炎症性サイトカインの抑制など多彩な薬理作用で自然免疫・獲得免疫系に広く影響を及ぼすが，臨床的に問題となるのは，ある程度の量のステロイド(プレドニゾロン換算で15〜20 mg/日)をある程度の期間(3〜4週間)内服継続したときに出現する細胞性免疫低下である．

Huggy's Memo

*10 ループス診療の大家，ジョンズ・ホプキンス大学のDr. Petriが，講演でご自身のデータ(Thamer M, et al：Prednisone, lupus activity, and permanent organ damage. J Rheumatol **36**：560-564, 2009)を紹介しながら言っておられた．レイ・ブラッドベリのように「ウは宇宙船のウ(原題 "R is for rocket")」「スは宇宙(スペース)のス(原題 "S is for space")」程度で終わってくれれば訳者もタイトルにさほど困らないはずだが，スー・グラフトンのように "A Is for Alibi"，"B Is for Burglar"(以後アルファベット順に "W Is for Wasted" まで続く)とシリーズ化されると，どうしようもない．故・柳瀬尚紀氏なら何とかしてしまったかもしれない．

表1　ステロイドの副作用と時系列・プレドニゾロン換算した用量の関連

開始当日から
　不眠，うつ　精神高揚，食欲亢進（通常は 20 mg 以上で生じるが，10 mg 以下の少量で発症することもある）

数日後から
　血圧上昇（10 mg 以上）
　浮腫，電解質異常（Na↑・K↓：鉱質コルチコイド作用による）

2〜3 週間後から
　副腎抑制
　血糖上昇（10 mg 以上）
　コレステロール上昇（10 mg 以上）
　創傷治癒遷延
　消化性潰瘍（NSAIDs と併用時）

1 カ月後から
　易感染性（10 mg 以上で用量依存性にリスク↑，15 mg（0.3 mg/kg）以上×2 週間以上で細胞性免疫低下）
　中心性肥満，多毛，ざ瘡
　無月経

1 カ月以上後から
　紫斑，皮膚線条，皮膚萎縮
　ステロイドミオパチー（10 mg 以上）

長期的に
　（無菌性）骨壊死（20 mg 以上×1 カ月以上）
　骨粗鬆症（5 mg 以上×3 カ月以上：「安全域」はないとされる）
　白内障（長期使用で 5 mg でもリスク↑）
　緑内障（10 mg 以上）

用量については「ある時点での投与量」と「投与積算量」のいずれもが重要であり，例えばプレドニゾロン 15 mg 以下になると「魔法が解けるように」免疫抑制が解除されるわけではない．表中に示した用量はプレドニゾロン 1 日量．
（用量については，West SG：Glucocorticoids-Systemic and Injectable, Rheumatology Secrets 3 ed, ELSEVIER, 2014 より改変）

　ステロイド内服患者において，どのような場合にニューモシスチス肺炎（PcP）[11] 予防が必要になるかについては，確固とした基準は存在しない．これは，基礎疾患や併用薬剤によりリスクが異なること，また PcP の診断基準自体も確立していないため，正確にリスクを評価することが困難であることなどに起因する．

　本邦では，気管支洗浄によるニューモシスチス菌体の証明にこだわらず，胸部画像所見と β-D グルカンを参考にして経験的な PcP 治療が行われていることもある[12]．また，本邦では TNF 阻害薬投与時の PcP 発症が米国の 10 倍以上多く報告されており，ステロイドの併用がリスク因子として同定されている[13]．

Huggy's Memo

[11] 優れた概説書として『ニューモシスチス肺炎のすべて』（克誠堂出版，2014）がある．non-HIV PcP についての概説は感染症誌 88（第 6 号付録）：18-20, 2014 参照（https://note.mu/ras_boochin/n/n34d8f11fbf01 に許諾を得てアップした）．
[12] 逆に，β-D グルカン陰性を理由に Non-HIV 患者の PcP を「除外」するのは非常に危険なプラクティスである．
[13] トファシチニブについての FDA briefing document からの引用．

では，どのように予防するか．実臨床では以下のように判断している場合が多い．

> **ロジック**
> 1) 中等量以下のステロイド単剤で治療可能な疾患の場合（リウマチ性多発筋痛症など）には，予防投与を行わない．
> 2) 一定量以上のステロイドと免疫抑制薬（シクロホスファミド，メトトレキサート，シクロスポリンA，タクロリムス，アザチオプリン，TNF阻害薬，IL-6受容体阻害薬などの生物学的製剤）を併用する場合には，予防投与を行う．
> 3) 予防投与は主にトリメトプリム・スルファメトキサゾール（ST合剤）1日1回1錠で行う[*14]．

ただし，上記原則に加味して患者個々のリスクを評価し，個別に予防内服の是非を判断しているのが実情である．例えば，ベースラインに糖尿病・アルコール多飲歴のある低栄養の患者であれば，その時点で「免疫状態の異常」があるものと想定されるので，予防閾値は大きく下がる．また，こうした患者はニューモシスチス肺炎以外にも細胞性免疫抑制状態で発症リスクの上がる病原体による感染症（侵襲性肺アスペルギルス症，ノカルジア症など）にも注意を要する．さらに，リスクが中等度であっても，既存の肺病変によって呼吸予備能が低下している場合には，PcP発症時に重篤な呼吸不全をきたす可能性があるため，これも予防閾値は下がる．

一方で，ST合剤は広域抗菌薬であり，その少量・長期投与は無分別に行われるべきではないことも銘記すべきである[*15]．

ステロイド開始前の検査・治療で結核の再活性化を回避

ステロイド長期投与中の結核感染症は非典型的な病像を示す．すなわち，下肺野の肺結核や結核性髄膜炎，結核性腹膜炎などの肺外結核などを起こし，しばしばリウマチ性疾患の増悪としても説明できるような症候を示すため，診断・治療の遅れに結びつきやすい．

理想的にはステロイド使用開始前にツベルクリン反応やクォンティフェロン®TB-2G/T-SPOTなどによる潜在性結核の診断，ならびに陽性の場合には治療の開始が望まれる．本邦での結核有病率の高さ（特に高齢患者において）を考慮すると，潜在性結核の治療閾値は低くあってよいと思われる．しかし，原疾患ならびにその合併症の治療・副作用予防目的での内服薬が多数である場合には潜在性結核の治療完遂はしばしば困難

Huggy's Memo

[*14] より少ない量を推奨する専門家もいる．ST合剤の副作用出現頻度は比較的高い．出現した場合，アトバコン，ペンタミジン吸入，Dapsone［ジアフェニルスルホン（レクチゾール®）］などが使用されることがある．アトバコン「ニューモシスチス肺炎の治療」と「ニューモシスチス肺炎の予防」で1日の内服量が同じ（治療の場合750 mgを1日2回，予防の場合1,500 mgを1日1回）である．不思議．アトバコン（サムチレール®）の1日当たりの薬価は3,474円．ペンタミジン吸入は5 μm以下のエアロゾル粒子を生成する装置が必要であり，また有効率も全身投与薬と比して劣る．個人的にペンタミジン吸入数日後に発症したPcP疑いの急性間質性肺炎を2例経験した．
[*15] このあたり，圧倒的に歯切れの悪い書き方になる．ごめんなさい．

（イソニアジド内服6〜9カ月間）であり，これも個々の症例においてリスクに応じた判断が行われている．

その他，沈降13価肺炎球菌結合型ワクチン，23価肺炎球菌多糖体ワクチンが（肺炎球菌性）肺炎の予防に利用できるので，接種を検討する[*16]．

ステロイド投与時の副作用と対策：(2)骨粗鬆症予防

脆弱性骨折の既往を基に予防薬を使い分ける

ステロイド使用による骨密度低下は使用開始早期に顕著であり，特に最初の6カ月で急速に骨密度が低下し，1年で最大12%低下するとされる．その後，1年につき2〜3%のペースで低下する．さらに，ステロイドは骨密度に反映されない部分で「骨の質」を悪化させるため，同じ骨密度で比較した場合でも，ステロイド内服中患者の骨折リスクは高い[ii]．

近年，骨粗鬆症についての病態生理の理解が急速に深まり，治療選択肢が増えた．多くの臨床試験が行われているが，閉経後（低エストロゲン性）骨粗鬆症を対象患者とした治療がほとんどであり，メカニズムの異なるステロイド性骨粗鬆症（glucocorticoid-induced osteoporosis：GIO）について同様の治療反応性（予防）が期待できるかどうかは未確定である（図3）．

本邦でのGIO予防は不適切であることが多い．これにはいくつかの理由がある．
1) dual-energy X-ray absorptiometry（DEXA）による適切な骨密度測定のハードルが高い．
2) ビタミンDの十分な補充なしにビスホスホネートやテリパラチドなどの骨粗鬆症治療薬が処方されている[*17]．
3) 処方可能なビタミンDが基本的に「活性型」ビタミンDであり，非活性型ビタミンDは食事摂取や市販のサプリメントからの摂取を指示するしかない[*18]．

※血清25(OH)ビタミンD測定は2018年9月より「原発性骨粗鬆症」の病名で保険適用である．

Huggy's Memo

[*16] リウマチ性疾患を有する患者に対するワクチン投与は，有効性・安全性についての「理論的」懸念はある．帯状疱疹予防のために（本邦で入手可能な）水痘ワクチンを接種する，というプラクティスも考慮されるが，生ワクチンである点が要注意．ワクチンによる感染症予防については以下の文献を参照（後者では沈降13価肺炎球菌結合型ワクチンに対する言及は限定的である）．(Rubin LG, et al：2013 IDSA clinical practice guideline for vaccination of the immunocompromised host. Clin Infect Dis 58：e44-100, 2014/van Assen S, et al：EULAR recommendations for vaccination in adult patients with autoimmune inflammatory rheumatic diseases. Ann Rheum Dis 70：414-422, 2011)

[*17] 2年間テリパラチドを「空打ち」された後に紹介受診されたときなど，治療選択肢が減ってしまい，本当に困る．材料（ビタミンD，カルシウム）なしには骨は作れない（ただ，テリパラチド「空打ち」された後の骨は，軽い"hungry bone"のような状態にあるため，その後ビタミンDとカルシウムを投与するだけで骨密度が劇的に改善することもある）．一方でデノスマブは「低カルシウム血症予防のために」デノタス®の処方が必須であるため，「空打ち」が生じず，その点はありがたい．カルシウムの補充については最近（閉経後骨粗鬆症の領域では）評判があまりよくないこともあり，個人的には処方薬での補充は（デノタス®を処方する場合を除いて）行っていない．活性型ビタミンDは，日光浴が行えないSLE患者において重宝するが，高カルシウム尿症からの腎障害を避けるために，随時尿でカルシウム/クレアチニン比で0.2を超えないように用量を調節する（私案）．

[*18] ビタミンDについて近年多くの知見が集まり，「免疫調整作用」が期待されているが詳細は文献を参照されたい．詳述すると本連載の優に1章を要するので，紙幅の関係で省略する．[Epstein S(ed)：Vitamin D. Rheum Dis Clin North Am 38(Issue 1), 2012参照]

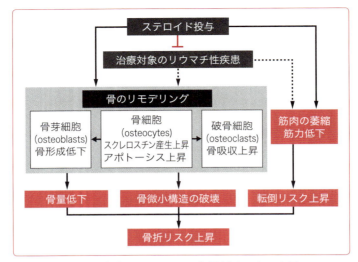

図3 リウマチ性疾患におけるGIOと骨折リスクの上昇
(Rizzoli R, et al：Glucocorticoid-induced osteoporosis：who to treat with what agent? Nat Rev Rheumatol **11**：98-109, 2014 より改変)

GIO予防における新規薬剤の臨床研究は，骨密度をDEXAで評価し，血清25(OH)ビタミンDを測定(ならびに必要なら補充)したうえで行われている．本邦発のものを含めていくつか「ガイドライン・推奨」(表2)が公表されているが，個人的には以下の処方例のように予防している．

3カ月以上，ステロイド使用を要する患者に対する治療
1) すでに脆弱性骨折のあるハイリスク群に対してはテリパラチドを1〜1.5年使用し，その後デノスマブに移行する[*19]．
2) 脆弱性骨折は認めないが，骨量減少症を認める閉経後女性患者・高齢男性患者については活性型ビタミンD，ビスホスホネートを導入する．
3) 閉経前女性，若年男性では活性型ビタミンDのみ処方し，生活指導を行う．

ビスホスホネート長期投与に伴う合併症(大腿骨の非定型骨折，顎骨壊死など)が知られるようになってきたが，ステロイドを何mg以下まで減量すればビスホスホネートを中止可能か，について一致する見解はなく，ステロイド使用中は「骨密度を再評価しながら」長期にわたる使用を推奨するガイドラインもある[iii],[*20]．

 Huggy's Memo

[*19] テリパラチドとデノスマブはテリパラチド→デノスマブの順で使用したほうがよい[Leder BZ, et al：Denosumab and teriparatide transitions in postmenopausal osteoporosis(the DATA-Switch study)：extension of a randomised controlled trial. Lancet **386**：1147-1155, 2015]．大雑把に「テリパラチドが骨梁を増やし，デノスマブが骨梁を太くする」とイメージすると，この順序での使用が適切であると理解できる．テリパラチドが2年以上使用できないこと，使用後1〜1.5年で効果がプラトーに達することから，その時点でデノスマブに移行する．完全な私案である．

表2 閉経後女性，あるいは50歳以上の男性に対するGIO治療推奨の比較

	ACR	IOF-ECTS
治療対象骨折リスク評価	FRAX®の結果に臨床リスクを加味して決定．7.5 mg/日より高用量の場合，FRAX®から導出される「重大な脆弱性骨折」を1.15倍，「大腿骨頸部骨折」を1.2倍して骨折リスクを評価	BMDのT-score，FRAX®を基に，各国での基準を用いる
介入対象とするステロイド量・期間	2.5 mg/日以上で3カ月以上	7.5 mg/日以上で3カ月以上
その他の介入基準	40歳未満で既存の脆弱性骨折あり：高リスク 40歳未満で7.5 mgより高用量のステロイドを6カ月以上使用の見込みで，なおかつ ① 腰椎もしくは大腿骨頸部のZ-scoreが-3未満，② 上記のZ-scoreが1年で10%以上低下，のいずれか：中等度リスク	70歳以上，もしくは既存の脆弱性骨折
カルシウムとビタミンDの補充	カルシウム 1,200～1,500 mg/日 ビタミンD 800～1,000 IU/日	（摂取が推奨されている：用量の推奨なし）
薬剤	アレンドロネート，リセドロネート（全リスク群に） ゾレンドロネート（7.5 mg以上内服中の低・中等度リスク群，ならびに高リスク群に） テリパラチド（高リスク群で5 mg以上・1カ月以内の使用，あるいはより少量でも1カ月以上使用する場合） 中等度～高リスク群で40歳以上：経口ビスホスホネート，注射ビスホスホネート，テリパラチド，デノスマブ，ラロキシフェン（閉経後女性のみ）（記載の順に推奨）	アレンドロネート，リセドロネート，エチドロネート，ゾレンドロネート，テリパラチド（特定の推奨なし）

米国リウマチ学会（ACR）と国際骨粗鬆症財団/欧州石灰化組織学会（IOF-ECTS）の比較対照．ACRガイドラインは2017年にアップデートされた（Whittier X, et al：Glucocorticoid-induced Osteoporosis. Rheum Dis Clin North Am **42**：177-189, 2016 より改変）．
（以下，筆者注）
FRAX®：骨粗鬆症による脆弱性骨折が10年以内に発生するリスクを予測するツール．Web上から計算（https://www.sheffield.ac.uk/FRAX/tool.jsp?lang=jp）可能であるほか，スマートフォンのアプリもある．「両親の大腿骨近位部骨折歴」の問診も忘れがち．
T-score，Z-score：T-scoreは若年者，Z-scoreは同年齢の平均骨密度を0とし，標準偏差を1として規定した値．本邦ではYAM（Young Adult Mean）という数値で骨密度が報告されることが多い．YAMとT-scoreの換算については以下を参照．
萩野 昇：「骨密度検査はどのくらいの間隔で行うべきか？」［日本プライマリ・ケア連合学会誌 **35**（1）：83-85, 2012，Web上でフリーアクセス可 https://www.jstage.jst.go.jp/article/generalist/35/1/35_83/_pdf］．

消化性潰瘍予防

かつては「ステロイド潰瘍」の存在が信じられていたが，その報告の多くが「NSAIDsを併用した関節リウマチ患者における報告」であり，現在はステロイド単独使用の場合，新規に消化性潰瘍を惹起するリスクは低いと考えられている．ただし，消化性潰瘍の治癒過程を遷延させるため，NSAIDsと併用する場合にはNSAIDs潰瘍のリスクを上昇させる[iv]．また，高齢者では自身も気づかない間に消化性潰瘍を発症し，自然治癒して

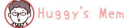Huggy's Memo

[*20] ちなみに，本邦でのビスホスホネート保険適用量は諸外国の半量である（米国ではアレンドロネート 10 mg/日，リセドロネート 5 mg/日）が，テリパラチド，デノスマブは同量である．不思議．

いる場合もあるので，上部消化管内視鏡検査が近々に施行されていなければ，ステロイド単独使用であっても処方開始時からプロトンポンプ阻害薬の併用を考慮してよい．

> **ロジック** 中等量・2週間以上のステロイド投与は患者個々のリスクを評価し，副作用に留意しながら慎重に行う．

文 献

i) Debono M, et al：Inadequacies of glucocorticoid replacement and improvements by physiological circadian therapy. Eur J Endocrinol **160**：719-729, 2009
ii) Whittier X, et al：Glucocorticoid-induced Osteoporosis. Rheum Dis Clin North Am **42**：177-189, 2016
iii) Diagnosis and management of osteoporosis in postmenopausal women and older men in the UK：National Osteoporosis Guideline Group(NOGG)update 2013. Maturitas **75**：392-396, 2013
iv) Lanza FL：A guideline for the treatment and prevention of NSAID-induced ulcers. Members of the Ad Hoc Committee on Practice Parameters of the American College of Gastroenterology. Am J Gastroenterol **93**：2037-2046, 1998

Ⅱ. リウマチ・膠原病の薬—治療にはどんな武器があるのか？

08

免疫抑制薬の使い方

Do Not Miss !
- ☑ リウマチ性疾患は治癒しなくとも「寛解」に持ち込み，それを維持するのが当面の目標になる．
- ☑ 今日のリウマチ性疾患の治療では，可能な限り steroid-saving（ステロイドの減量・中止）を行うために，比較的副作用の少ない免疫抑制薬を併用する．
- ☑ 免疫抑制薬の選択は障害された臓器の治療を得意とするもの，かつ副作用が最小限になるものを選ぶ．
- ☑ リウマチ性疾患の治療薬はある程度の副作用を「見込んで」使われる．副作用の患者への伝え方は非常に重要である．

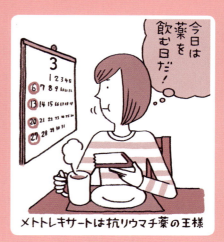

ステロイドと免疫抑制薬

　1958年の報告では，多発血管炎性肉芽腫症（旧：Wegener肉芽腫症）の生存期間中央値は5カ月であった．その約10年後，ステロイドが使用された26症例についての文献的検討で生存期間中央値は12.5カ月に延長していたものの，原因不明の致死的疾患であることには変わりはなかった[i]．

　しかしその後，FauciとWolffが1973年にステロイドとシクロホスファミドの併用によって14人中12人の患者で「寛解」を達成したと報告し，1992年にはHoffmanらが75％の「完全寛解」を報告した[*1]．

　このように，免疫抑制薬の使用が難治性リウマチ性疾患において生命を救う（life-saving）働きをすることは，一部の疾患で証明されている．

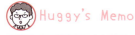 Huggy's Memo

裏タイトル "Life-saving で Steroid-saving"

[*1] Fauci A, et al：Wegener's granulomatosis：studies in eighteenpatients and a review of the literature. Medicine 52：535-561, 1973, ならびに Hoffman GS, et al：Wegener granulomatosis：an analysis of 158 patients. Ann Intern Med 116：488-498, 1992 による．Anthony Fauci は HIV/AIDS 医療の進歩への多大なる貢献で知られる Harrison 内科学の現・編集主幹だが，1973年の仕事は彼が33歳のときのものである．医療界における真の巨人（"A Giant in Medicine"）と言えるが，新型コロナウイルス感染症（COVID-19）パンデミックによって文字通り「世界で最も有名な医師」になってしまわれた．

治らなくても「寛解」に持ち込み，それを維持する

現時点で，多くのリウマチ性疾患は「治癒」しない．そこで，リウマチ性疾患の治療の目標は，なるべく早期に疾患活動性を0に持ち込み（寛解導入），疾患活動性が0の状態をなるべく長期に・薬剤副作用を最小限にして維持する（寛解維持）こととなる．

かつて本邦では免疫抑制薬全般にリウマチ性疾患治療のための保険適用がなかったこともあり，寛解導入も寛解維持もステロイドによって行われていた．そのため，さまざまなステロイドパルス療法や長期ステロイド内服に伴う副作用を最小限にする工夫が考案され，場合によっては「疾患を抑え込むために多少の薬剤副反応は『許容』する」という考え方で治療方針が決定されてきた[*2]．

ステロイドから免疫抑制薬へ

しかし，現在のリウマチ性疾患治療は，患者の「生命」だけではなく「生活」を守るステージに入ってきており，許容される薬剤副反応の幅は限りなく小さくなっている．そして，ステロイドは可能な限り減量し，可能な限り中止するのが一番の副作用対策である．life-saving な寛解導入療法の後には，寛解状態を維持しつつ，ステロイドの減量・中止（steroid-saving）を行うために，比較的副作用の少ない免疫抑制薬を併用するのが現在の考え方の主流である[*3]．

本章では，プライマリ・ケアの場で遭遇する機会の多い，主要な経口免疫抑制薬について述べる．ミコフェノール酸モフェチル，シクロホスファミドはいずれもリウマチ性疾患の治療に重要な薬であるが，プライマリ・ケアの場で開始・継続することは稀と思われるので，疾患各論のところで取り上げる．また，リウマチ性疾患に対して使用される各種生物学的製剤には，間違いなく「免疫抑制作用」があるが，本書では詳述しない．

どの免疫抑制薬を選択するか

免疫抑制薬の選択は，臨床試験の結果を参考にして，障害された臓器の治療を得意とするもの，なおかつ薬剤副反応が最小限になるようなものを選ぶ．決して「SLEだからシクロスポリンA」「血管炎だからアザチオプリン」のように一意的に決まるものではない．

単純な免疫抑制作用の強弱とは別に，個々の免疫抑制薬が得意とする「臓器障害」がある．例えば，滑膜炎の治療を得意としている免疫抑制薬としては，第1にメトトレキサートを挙げざるを得ない．シクロホスファミド，アザチオプリン，シクロスポリンAは，いずれも欧州リウマチ学会の「関節リウマチ治療推奨2010年版」で言及されているが，"2013年版"では消去されている．一方で，血管炎の治療を得意としているもの

Huggy's Memo

[*2] 1,000 mgのメチルプレドニゾロンを8時間間隔で投与する「メガパルス療法」，1,000 mgを3日間，900 mgを3日間……と減量していく方法，など，逸話的に耳にすることがある．「薬剤副反応を『許容』する」主体は誰だろうか．
[*3] "Steroid-sparing agent" という表現のほうがよく用いられる．

は，寛解導入にシクロホスファミド，寛解維持にアザチオプリンであり，メトトレキサート，シクロスポリンAのデータは若干見劣りする．

　これは，疾患・臓器障害の病態生理において，個々の免疫抑制薬の「作用点」がどの程度クリティカルなのかを推測するうえで興味深いが，個々の免疫抑制薬の「作用点」については，歴史の長いシクロホスファミドやメトトレキサートといった薬剤についてもまだまだ掘り下げる余地がある[*4]．

比較的副作用の少ない免疫抑制薬を用い，「寛解」に導入し，それを維持しつつ steroid-saving（ステロイドの減量，中止）を行っていくのが現在の考え方の主流．

各免疫抑制薬の用法と副作用──吊り橋を渡るように

1．メトトレキサート──MTXを制するものはリウマチを制する

　メトトレキサート（methotrexate：MTX）は葉酸代謝拮抗作用による抗腫瘍効果を利用した薬剤（抗癌薬）としての評価・使用を経て，1970年代後半から関節リウマチに対する少量・週1回投与が試行され，現在では経口抗リウマチ薬の"The King of Kings"の地位を確立している．葉酸代謝拮抗を介してプリン・ピリミジン代謝に関与する作用機序が重点的に調べられてきたが，リウマチ性疾患に対しての臨床効果は抗炎症・免疫抑制作用をもつアデノシン濃度を上昇させることとも関連しているとされる[ii]．

　血中半減期は数時間だが，細胞内に取り込まれ，グルタミン酸が付加されたMTX-polyglutamateの形で細胞内に長くとどまる．グルタミン酸が3つ結合したMTX-Glu3の形をとっていることが多く，MTX内服開始から細胞内MTX-Glu3濃度が定常状態に達するまで41.2週間，MTX内服中止からMTX-Glu3が消失するまで10週間かかるとの報告がある[iii]．このことはMTX開始から臨床効果発現までに数カ月かかることや，MTXを1〜2週間休薬しても臨床効果が急激に消失しないことを説明している．逆に，予定手術で休薬することのメリットもないと考えられるため，日本リウマチ学会の「メトトレキサート診療ガイドライン」では，整形外科の予定手術においてMTX休薬は不要としている[*5]．

Huggy's Memo

[*4] 要するに，よくわかっていないということ．
[*5] サマリーが以下のURLで閲覧可能である：http://www.ryumachi-jp.com/info/guideline_MTX_e.pdf（最終アクセス2018年1月）

> **メトトレキサートの処方**
>
> 　粘膜障害や骨髄障害などの副作用は「血中」MTX への曝露時間に相関する．このため，例えば MTX 10 mg を一括で内服した場合と，2 mg ずつ 5 日間連日で内服した場合を比較すると，後者のほうがはるかに副作用発現の危険が高く，<u>決して行ってはならない</u>．本邦で過去に承認された用法は「12 時間ごとの 3 回投与」であるが，現在は定められた曜日の朝食後に 1 回とするか，悪心などの消化器症状が懸念される場合には朝・夕食後に 2 分割して処方するのが一般的である[*6]．

　MTX は胸水や腹水に蓄積するため，例えば胸水貯留のある患者で MTX が継続的に投与された場合には，胸水中に蓄積した MTX によって，体細胞が MTX に長時間曝露され，副作用リスクが高まる可能性がある．また，MTX は腎より排泄されるので，腎機能低下例では慎重に投与し，クレアチニンクリアランスが 30 mL/分を下回る症例では使用を避けたほうがよい．体格の小さな高齢者が，夏場に脱水を起こしたときに，ハイリスクである．

　関節リウマチ以外の炎症性関節炎（乾癬性関節炎など）に対しても使用され，有効ではあるものの，関節リウマチにおけるほど「他を圧しての効果」は証明されていない[*7]．また，関節炎以外のリウマチ性疾患（リウマチ性多発筋痛症，全身性硬化症，多発血管炎性肉芽腫症など），自己免疫疾患（尋常性乾癬，炎症性腸疾患など）にも広く使用されているが，これも関節リウマチにおけるほどの存在感を示せていない．

　上記のような粘膜障害・骨髄障害，消化器症状に加えて，副作用として，肝障害，全身倦怠感，脱毛，頭痛，間質性肺炎などがある．このうち，（機序が明らかではない）頭痛や，アレルギー性機序の関与した間質性肺炎（MTX 肺臓炎）は葉酸投与では予防困難だが，その他の副作用は葉酸投与による予防が可能である．

> **メトトレキサートの副作用予防**
>
> 　本邦では葉酸 5 mg 錠を MTX 内服後 48 時間で投与することが一般的．一方，海外では葉酸 1〜2 mg 錠の連日投与が推奨されている[*8]．また，MTX 内服中の妊娠・授乳は禁忌で，特に妊娠は MTX 内服中止後 3 生理周期（約 3 カ月）を待ってから計画すべきである[*9]．

 Huggy's Memo

[*6] 個人的なプラクティスとして，内服当日ないし翌日に副作用（の自覚）が出やすいことを勘案して，MTX の内服日を日曜か月曜に設定することが多い．ただし，MTX 最終内服後 10 日経過して発症したと思われる急性 MTX 肺臓炎の経験もあり，「MTX の最終内服日」と「肺障害を含めた副作用の発症時期」との関連はそれほどクリアではないと感じている．

[*7] Kingsley GH, et al：A randomized placebo-controlled trial of methotrexate in psoriatic arthritis. Rheumatology(Oxford) 51：1368-1377, 2012 より．あれ？ プラセボとそれほど変わらない？

[*8] 副作用予防においては，もしかすると連日投与のほうが有効かもしれない．パンビタン®という総合ビタミン剤 2 g 中に葉酸が 1 mg 含まれるため，時折利用している．

[*9] 関節リウマチに限らず，計画的妊娠が望ましい．クリニックで「ええっ，妊娠したの？」と動転した声で叫ばずに済むのが最良である．無論，私生活においても．

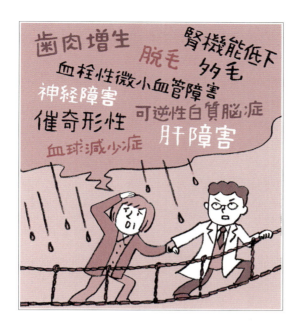

　関節リウマチにおける具体的使用・MTX 肺臓炎への対策は第 9 章「関節リウマチの診断とマネジメント」(➡ 84 ページ)で述べる．

2．カルシニューリン拮抗薬(シクロスポリン，タクロリムス)

　シクロスポリン，タクロリムスなどのカルシニューリン拮抗薬は，臓器移植領域における長い使用経験がある．いずれも IL-2 の発現を阻害し，ヘルパー T 細胞の活性化を抑制することによって免疫抑制作用を発揮すると考えられている[*10]．カルシニューリン拮抗薬の導入により，特に固形臓器移植のグラフト生存率は大きく向上し，死体腎移植の 1 年生着率は 75％から 87％に向上した．

　高度に脂溶性の化合物であり，経口内服した場合のバイオアベイラビリティが低い．シクロスポリンはタクロリムスと比較して腸管からの吸収が胆汁に依存するところが多く，患者間ないし同一患者内でのバイオアベイラビリティに差が生じる原因となる．

　シクロスポリンは血中と組織中の濃度が大きく異なり，分布体積(volume of distribution)が 3～5 L/kg に達するのに対し，タクロリムスは主に血中にとどまり，分布体積は 0.8～1.9 L/kg である[*11]．シクロスポリンとタクロリムスは腎排泄ではないが，腎機能低下の副作用があり，「血圧と腎機能」のモニタリングが必要である．腎機能低下の程

Huggy's Memo

[*10] シクロスポリン，タクロリムス各々でカルシニューリンを阻害するメカニズムは異なるが，何度読んでも「風が吹けば桶屋が儲かる」かのような作用機序である．

[*11] マウス実験では，タクロリムスの血中濃度と組織中濃度も大きく異なる．よって，少なくとも治療開始後しばらく経過した時点でのカルシニューリン阻害薬の血中濃度から「臨床効果」を推測することは困難であると思われる．時折「血中濃度が十分に上昇しなかったため」カルシニューリン阻害薬を中止している例を見かけるが，効いていればいいんです．「効果判定は臓器ごとに考える」が原則．

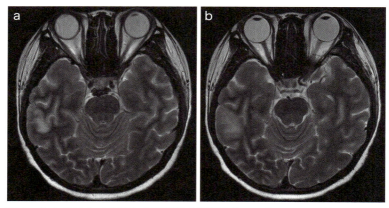

図1　タクロリムス内服中の可逆性白質脳症(PRES)のMRI所見
a：SLEに対してタクロリムス3 mg/日で投与中に意識障害を発症．右側頭葉下部の皮質下白質にT2強調高信号域を認める．
b：タクロリムス中止，ステロイドパルスならびにシクロホスファミドパルスを行い，意識障害は著明に改善した．発症時認められた異常部位は不鮮明化している．

度は投与量と曝露期間に関連する．短期的には輸入細動脈の血管収縮が一因であり，減量もしくは中止によって可逆的に腎機能は回復する．

　また，これらはいずれも肝臓のCYP3A4により活性体が代謝を受けるため，CYP3A4の基質・阻害薬・誘導薬の併用時には投与量調節が必要な場合がある*12．

　固形臓器移植分野とは異なり，リウマチ性疾患の治療に用いる場合，血中濃度は免疫制御を介した臨床効果とはそれほど強い相関関係にはない．血中濃度測定は，多くの場合，副作用の回避(血中濃度との相関関係が強い副作用)を目的としている．

　カルシニューリン阻害薬は「血管内皮に優しくない」免疫抑制薬であり，神経Behçet病(急性の発作)，強皮症腎クリーゼ，血栓性微小血管障害(thrombotic microangiopathy：TMA)，可逆性白質脳症(posterior reversible encephalopathy syndrome：PRES)との関連が報告されている(図1)．いずれも因果関係は示されていないが，例えば活動性の高いBehçet病患者のぶどう膜炎を治療するためにシクロスポリンを導入するのは避けたほうが無難だろう*13．

　神経毒性は振戦・頭痛・末梢神経障害の形で起こり，時として痙攣発作を誘発する．シクロスポリンよりもタクロリムスで神経障害が起こりやすいとされる．シクロスポリンは多毛や歯肉増生などの副作用が知られており，コスメティックな問題を生じる．一方，タクロリムスは脱毛を引き起こすことがある．

Huggy's Memo

*12 医局の先輩から聞いた話．「数カ月に1回だけCRPが陰性化する高安動脈炎」患者がいて，その原因が「風邪をひいたときにかかりつけ医から処方されるクラリスロマイシン(CYP3A4阻害薬)」であった．患者はシクロスポリンを処方されていた．
*13 一方で，ミトコンドリア機能異常を予防し，神経保護作用を発揮するという研究もある(Osman MM, et al：Cyclosporine-A as a neuroprotective agent against stroke：its translation from laboratory research to clinical application. Neuropeptides 45：359-368, 2011)．

■ シクロスポリン

大血管炎(高安動脈炎)，間質性肺炎に対する使用が本邦から多く報告されている[*14]．

腎臓の「基底膜安定化」作用によって，免疫抑制作用とは必ずしも相関しない蛋白尿軽減効果があるとされる[iv]．このためループス腎炎の治療に際しては，特にWHO class Vのような，基底膜病変が目立つタイプの腎炎に対して用いられる傾向がある．抗HCV活性を有しており，かつてC型肝炎合併関節リウマチの「最強治療」はシクロスポリンとエタネルセプトの併用であった[*15]．

シクロスポリンの処方

開始量は2 mg/kg/日(理想体重)とし，朝夕の分割投与とすることが多い．最大投与量として4 mg/kg/日を超えないようにする．外来では血中濃度よりも「血圧と腎機能」のモニタリングを心掛けたほうが実際的である．血清クレアチニンは処方開始後3カ月は，2週間に1回測定する．クレアチニンがベースラインの30%以上上昇(例えば0.6 → 0.8 mg/dL)したら1 mg/kg/日減量し2週間後に再検する．妊娠中の使用による明らかな催奇形性は(臓器移植患者の検討では)認められなかった．内服中の授乳は避ける．

■ タクロリムス

「筑波(Tsukuba)山中の土壌から発見された，マクロライド(mACROLide)骨格をもつ免疫抑制薬(IMmUnoSuppressant)」であることからTACROLIMUSと命名された，本邦発の免疫抑制薬である．臓器移植の分野では「進化版シクロスポリン」の扱いだが，リウマチ性疾患治療の領域においても使用される状況は類似している．

相違点として，上述の副作用プロファイルの違い以外に

・抗HCV活性を有しない

・関節リウマチ(滑膜炎)に対して単剤で使用した場合，シクロスポリンより効果が高い

などの特徴がある[*16]．耐糖能異常を有する患者に投与すると，HbA1cを上昇させる．

関節リウマチ，ループス腎炎，多発性筋炎・皮膚筋炎に合併する間質性肺炎などの保険病名をもつ．間質性肺炎を合併した関節リウマチではメトトレキサートが使用困難であり，そのようなケースでサラゾスルファピリジンが無効もしくは副作用のため使用できないときに処方を考慮することがある[*17]．

Huggy's Memo

[*14] 残念ながら，十分な質の臨床研究が行われているとは言いがたいが，「免疫抑制薬は使い慣れたシクロスポリンこれ1本」というポリシー(?)を見聞することがある．

[*15] 添付文書上は「C型肝炎の悪化の徴候や症状の発現に注意すること」とされている．

[*16] 間質性肺炎を合併したRA患者の治療において，シクロスポリンからタクロリムスに変更したところ滑膜炎が改善した，という少数例の観察による．個人の感想です．

[*17] 添付文書上は「慎重投与」の扱い．

3. アザチオプリン

　アザチオプリンは，疾患活動性を長期にわたって低く保ち，ステロイド内服量を減量させるための「寛解維持薬」として使われることが多い．処方開始から効果発現までに時間がかかるため，処方していて「効果の実感」が得られにくい薬の1つでもある．また，細かい用量調節も難しい[*18]．

　欧州リウマチ学会の推奨においては「妊娠中に使用してよいSLEの治療薬は少量アスピリン，ヒドロキシクロロキン，プレドニゾロン，アザチオプリン」とされている[*19]．催奇形性は証明されていないが，アザチオプリンとその代謝産物は胎盤を通過する．ただし，胎盤でも何らかの形で代謝を受け，胎児循環に入るのは非常に低濃度である．授乳は避けたほうがよい．

　血管炎ならびにSLE，ループス腎炎における知見が蓄積している．炎症性腸疾患や間質性肺炎に対してもよく用いられる．

　寛解維持薬は「副作用が少ない」のが原則であるが，アザチオプリンの副作用は時として激烈である．特に注意すべき点が2つある．

1) アザチオプリンは thiopurine S-methyltransferase（TPMT）ならびにキサンチンオキシダーゼによって代謝される（図2）が，TPMT活性が低い患者においてはアザチオプリンの有害な代謝産物のクリアランスが低下し，血球減少症が出現しやすい[*20]．TPMT活性は本邦の実地臨床において測定することは困難であるため，欧米の教科書に記載されているよりも少量での開始・投与開始直後の頻繁な血球モニタリングが望ましい[*21]．近年，東アジア人では血球減少・脱毛の発症とアザチオプリン代謝酵素の1つNudix hydrolase 15（NUDT15）の遺伝子多型に強い相関があることが判明し，同遺伝子の多型検査は保険収載されている．アザチオプリン使用前にルーチンで検査してよいが，副作用のうち肝障害は予測できないことに注意が必要である．

2) 同様の理由で，アザチオプリンとキサンチンオキシダーゼ阻害薬（アロプリノール，フェブキソスタット）の併用は重篤な血球減少症を引き起こす可能性がある．教科書

Huggy's Memo

[*18] かつて，ある患者さんに都内の某施設をセカンドオピニオン目的で受診していただいたところ「アザチオプリンを『MCVが5上がる程度の用量』で調節してください」とのご意見をいただいた．かなりハードルの高い微調整．

[*19] シクロスポリンは本文中で「使われている」と記載されているが，推奨文から漏れている（Bertsias G, et al：EULAR recommendations for the management of systemic lupus erythematosus. Report of a Task Force of the EULAR Standing Committee for International Clinical Studies Including Therapeutics. Ann Rheum Dis **67**：195-205, 2008）．本邦では「タクロリムス」「シクロスポリン」「アザチオプリン」いずれも"妊娠中でも必要があれば使用することが認められる"という位置づけである．

[*20] SLE患者ではTPMT変異が多い傾向にある（Okada Y, et al：Thiopurine methyltransferase genotype and phenotype status in Japanese patients with systemic lupus erythematosus. Biol Pharm Bull **28**：2117-2119, 2005）．その一方で，炎症性腸疾患患者ではTPMT変異とアザチオプリンによる血球減少症の間に相関がなかったとする報告もある（Takatsu N, et al：Adverse reactions to azathioprine cannot be predicted by thiopurine S-methyltransferase genotype in Japanese patients with inflammatory bowel disease. J Gastroenterol Hepatol **24**：1258-1264, 2009）．

[*21] 個人的には初回投与量を25 mg/日を週3回（月・水・金）で開始し，2週間後に血算をフォロー，問題なければ50 mg/日・週3回に増量してさらに2週間後に血算をフォローしているが，慎重すぎるかもしれない．逆に，いきなり2 mg/kg/日で開始するのは蛮勇に過ぎると思う．効果はなかなか実感しがたいが，副作用は強く実感される薬であるだけに．

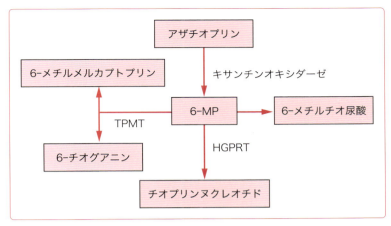

図2　アザチオプリンの代謝

アザチオプリンは，グルタチオン-S-トランスフェラーゼによって6-メルカプトプリン（6-MP：ロイケリン®の商品名で急性白血病の保険病名をもつ）に，続いてHGPRT（hypoxanthine-guanine-phosphoribosyl-transferase）によって細胞傷害性のあるチオプリンヌクレオチドに代謝されて臨床効果を発揮する．主に2種類の酵素によって非活性型代謝産物に分解される．しかし，チオプリンメチルトランスフェラーゼ（thiopurine S-methyltransferase：TPMT）の活性が低い場合や，キサンチンオキシダーゼ阻害薬の使用によって6-MPの濃度が上昇し，細胞毒性が生じる．6-MPはTPMTによって6-メチルメルカプトプリンと6-チオグアニンに分解されるが，6-チオグアニンは肝障害を起こしうる．

[Firestein GS, et al：Kelley's Textbook of Rheumatology, 9th ed. Chapter 62 "Immunosuppressive drugs". p 946, Saunders, 2013／Askanase AD, et al：Use of pharmacogenetics, enzymatic phenotyping, and metabolite monitoring to guide treatment with azathioprine in patients with systemic lupus erythematosus. J Rheumatol 36：89-95, 2009 より改変]

的には「アザチオプリンの量を1/4に減量して使用する」と記載されているが，可能なら併用を避けたほうがよい[*22]．

その他，肝障害（肝逸脱酵素の上昇・用量依存性），脱毛（可逆的だが，広範囲に及ぶことがある）などが比較的遭遇する可能性の高い副作用である．

アザチオプリンの処方

多くの臨床研究で使用されている用量は2〜2.5 mg/kg/日だが，肝障害のため結果として1〜1.5 mg/kg/日程度で継続している例も多い．

4．ミゾリビン

本邦で開発された免疫抑制薬である[*23]．特に小児に対して長期の使用実績があり，その安全性についてはある程度確立している．作用機序は，ミコフェノール酸モフェチルと同様にイノシン1リン酸合成酵素を阻害し，T・Bリンパ球でのプリン代謝を抑制

 Huggy's Memo

[*22]「膠原病を診療する医師」と「降圧薬や脂質代謝異常などの『生活習慣病』を管理する医師」が別々である場合に，特に注意を要する．「かかりつけ薬剤師」制度に期待したい．
[*23] こちらは八丈島の土壌で発見された．

することによる．関節リウマチの保険病名はあるが，単剤で使用した場合の抗リウマチ作用はほとんどない[v]．

この薬剤は主に併用療法において効果を発揮し，
- SLE（特にループス腎炎）に対してミゾリビンとタクロリムスを併用[vi]
- 関節リウマチに対してミゾリビンとメトトレキサートを併用[vii]

などの使用経験が本邦で蓄積しつつある．

ミゾリビンの処方

小児に対しては 50 mg 錠を 1 日 3 錠，毎食後に分割投与することになっているが，成人に対して使用するときには 150 mg/日を一括で内服したほうが臨床効果が高まる[*24]．

副作用の伝え方

患者の受容プロセスに寄り添う姿勢を

副作用を最小限にする工夫は常に採用されるべきだが，それでもステロイド・免疫抑制薬がある程度の副作用を「見込んで」使用される薬剤であることには変わりない．

多くの自己免疫疾患は「天災のように」患者を襲う．そして，疾患そのものの心理的受容が進む前に「内服薬の副作用を『覚悟する』」ように医師から告げられることがほとんどであろう．これは別種の天災であり，その受容のプロセスに寄り添う過程がなければ，医師と患者が「ともに疾患と闘う」ことは起こりえない．

個人的に，副作用の伝え方について留意していることは以下の 3 点である．

薬の副作用の伝え方
① 副作用に優先順位をつける
② 話の内容が positive-negative-positive（ポジティブ-ネガティブ-ポジティブ）の順になるよう組み立てる
③ 患者が治療に「参加している」感を抱けるように工夫する

ステロイドと免疫抑制薬を併用する場合，起こりうる副作用をすべて列挙することは，無意味な恐怖感をあおるだけである．まずは「話したことの 30％が伝わればよい」と割り切り，治療開始当初に起こりうる重篤副作用とその対応をお伝えする．病状説明は複数回に分け，最初のセッションを 15 分で切り上げるか 1 時間以上かけてお話しするかはケース・バイ・ケース（その場の感触）で決める．「ほとんどの薬剤副反応は予防できるか，早期発見・早期治療で何とかなる．しかし，一部の薬剤副反応は避けがたい」というネガティブな情報は，できるだけ前後をポジティブな情報に挟んで提示する．ポ

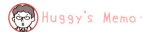

[*24] 添付文書に明記された用法ではない．

ジティブさは単なる「安請け合い」であってはならない．

　糖尿病などの生活習慣病と異なり，患者が治療に「参加している」感触を得るのが困難であり，場合によっては「医師から出された薬を飲んだり飲まなかったりする」という状態に陥ってしまう．欠かさない内服によって得られたデータの改善は（臨床的に有意といえなくても）大いに賞賛すること．

＊ ＊ ＊

　最後に，以下の症例1・2をみてほしい．適切な降圧療法や脂質代謝異常の治療は，免疫抑制薬と同等か，場合によってはそれ以上に重要であることを強調して，本章を終える．

症例1　ステロイドを増やす前に ①

【患者】32歳男性

【病歴】SLE・WHO Class V のループス腎炎に対し，投与されていたバルサルタンをロサルタンに変更しただけで随時尿蛋白（図3の実線グラフ）は低下，随時尿中クレアチニン（図3の点線グラフ）はほぼ横ばいで，蛋白／クレアチニン比は改善した．血圧そのものには大きな変動を認めなかった．

【コメント】私見では，外来で尿蛋白のコントロールに難渋した場合，ステロイドや免疫抑制薬の増量より先に ACE 阻害薬・ARB を「何種類か試してみる」ことでクリアできることがある．

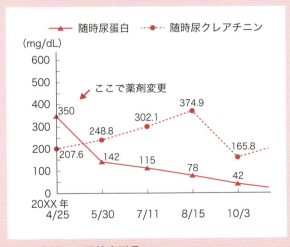

図3　症例1の尿検査所見

| 症例2 | **ステロイドを増やす前に ②** |

【患者】65 歳男性

【病歴】結節性多発動脈炎による下腿壊死のため，左下肢離断術が施行された既往あり．年余にわたってプレドニゾロンが 10 mg/日以上で投与されていたにもかかわらず，CRP が慢性的に陽性であった．アトルバスタチンの投与のみで CRP 0.3 mg/dL 未満に低下し(図4)，スムーズなステロイド減量が可能となった．

【コメント】中型血管炎の治療としてスタチンの使用を推奨するわけではないが，長期ステロイド使用のため心血管イベントのリスクが高いと見積もられる患者に対しては，積極的に使用するべきだろう．

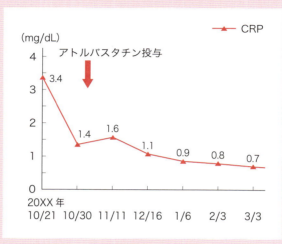

図4 症例2のCRP値の推移

文献

i) Hollander D, et al：The use of alkylating agents in the treatment of Wegener's granulomatosis. Ann Intern Med **67**：393-398, 1967

ii) Kremer JM：Toward a better understanding of methotrexate. Arthritis Rheum **50**：1370-1382, 2004（必読のレビュー）

iii) Dalrymple JM, et al：Pharmacokinetics of oral methotrexate in patients with rheumatoid arthritis. Arthritis Rheum **58**：3299-3308, 2008

iv) Faul C, et al：The actin cytoskeleton of kidney podocytes is a direct target of the antiproteinuric effect of cyclosporine A. Nat Med **14**：931-938, 2008

v) Kawai S, et al：Comparison of tacrolimus and mizoribine in a randomized, double-blind controlled study in patients with rheumatoid arthritis. J Rheumatol **33**：2153-2161, 2006

vi) Nomura A, et al：Efficacy and safety of multitarget therapy with mizoribine and tacrolimus for systemic lupus erythematosus with or without active nephritis. Lupus **21**：1444-1449, 2012

vii) Kasama T, et al：Effects of low-dose mizoribine pulse therapy in combination with methotrexate in rheumatoid arthritis patients with an insufficient response to methotrexate. Mod Rheumatol **19**：395-400, 2009

III

リウマチ・膠原病の診断とマネジメント

III. リウマチ・膠原病の診断とマネジメント

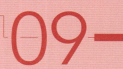

関節リウマチの診断とマネジメント

Do Not Miss !
- ☑ 関節リウマチ（RA）の診療の原則は「早期の診断」と「治療目標を意識した治療方針の決定（Treat to Target）」の2点に集約される．
- ☑ RAは，診断に先立って他疾患との鑑別が必要となるため，分類の基準と鑑別のポイントを的確に押さえる．
- ☑ RAと診断したら，メトトレキサートの投与を基本に，ただちに治療を開始する．
- ☑ 長期罹患リウマチ患者の治療では，8つのアジェンダ（→93ページ）を念頭に，「1外来に，1アジェンダの消化」を目指して取り組む．

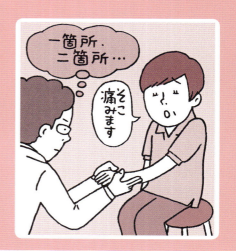

　関節リウマチ（rheumatoid arthritis：RA）は，多発する持続性・末梢関節優位の自己免疫性滑膜炎であり，治療介入がなければ関節破壊（骨びらん，軟骨破壊）が進行して「車椅子移動」「寝たきり」になる疾患であるとされる[i]．RAに対するメトトレキサートの使用，さらに生物学的製剤の成功もあり，リウマチ外来の風景はまさに一変した．

　現在のRA診療の原則は，「早期の診断」と「治療目標を意識した治療方針の決定（Treat to Target）」の2点に集約される．十分早期に診断されたRAは，可及的速やかな「臨床的寛解」を目指して治療されるべきであり，その結果として「関節の非可逆的破壊」は最小限に抑えられることが期待される．

　本章では，リウマチ性疾患の代表格であるRAの「診断」「初期治療」「Treat to Target」の3点に絞って総説する[*1]．

早期の診断

 症例1 "Remission Possible"
【患者】32歳女性

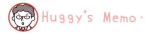

*1 RAの診療全般については，近年多くの良書が出版されており，より深い解説はそちらをご参照いただきたい．ハンディな和書では，岸本暢将，岡田正人（編著）：『関節リウマチの診かた，考えかた』中外医薬社，2015がお勧め．

> 【主訴】手足の痛み・こわばり
> 【病歴】これまで著患を指摘されたことなし．当院を受診する3カ月前から手足の関節の痛みが出現，起床時に手指を動かしにくい感じ（朝のこわばり）も2時間以上持続するようになった．受診2カ月前から右膝や足関節の痛みも出現し，前医を受診．単純X線写真では異常を指摘されず，湿布薬と消炎鎮痛薬を処方されたが改善に乏しかった．血液検査でリウマトイド因子（RF）陽性（75 IU/mL），CRP 1.8 mg/dLと上昇を認めた．

迅速な診断の要となる分類基準と鑑別

　2010年に米国リウマチ学会，欧州リウマチ学会が合同で発表したRA分類基準に沿って，RA診断に至るプロセスを考えてみる[*2]．まず，少なくとも1つの関節炎（滑膜炎）があることを前提として……．

☞ Step 1-1（→92頁，図2参照）

単純X線写真で「RAに典型的な骨びらん」が認められればRAと診断する．ここで「典型的なRAの骨びらん」とは，「骨皮質の不連続が両側PIP関節・MCP関節・手関節・MTP関節のうち，異なる3関節以上に認められるもの」をさす[*3]．

　骨びらん（erosion）と関節裂隙狭小化（joint space narrowing）が，RAの単純X線写真で認められる2大特徴であり，それぞれ「滑膜による骨破壊」「軟骨破壊」を反映しているとされる[*4]．

　冒頭の症例では，詳細にみると図1a，bに示すような部位の異常所見を指摘することができる（ただし非専門医がそこまで細かく手指の単純X線写真を読影できる必要はない）．この時点でRAとは決められないが，何らかの関節の炎症はありそうだ．

☞ Step 1-2

（持続する）関節炎が，RA以外の原因で説明できないかを検討する．

　この部分が実は最も困難である．日本リウマチ学会のWEBサイトには表1のような鑑別診断表が掲載されている．手・手指の痛みの鑑別診断は第3章「関節・筋骨格・軟部組織の診察」（→15ページ）で詳述したとおり．

Huggy's Memo

[*2] ACR/EULARのRA分類基準は以下の3フェーズで策定された（http://www.rheumatology.org/Portals/0/Files/ra_class_slides.pdf）．Phase 1：早期関節炎クリニックで，リウマチ科医が「メトトレキサートを投与するに至った」症例の特徴を抽出．Phase 2：関節リウマチの「モデルケース」を多数作成し，専門医がより「関節リウマチらしい」と感じた症例の特徴を抽出．Phase 3：両者の統合・スコアリングシステムの作成．
分類基準作成過程で一時期スコアリングがきわめて煩雑になった時期があり，ちょっと勘弁してほしいと思った（「今作ってるのと別の人たちにやってほしいね」と師匠談）が，最終的には比較的シンプルな形に落ち着いた．

[*3] えっ，「典型的な骨びらん」って，形状とかで決めるんじゃないの？　と思った驚きを忘れない．
(van der Heijde D, et al：EULAR definition of erosive disease in light of the 2010 ACR/EULAR rheumatoid arthritis classification criteria. Ann Rheum Dis 72：479-481, 2013)

[*4] とはいえ，微視的には不明な点が多く，特にMRIで認められる「骨髄浮腫（bone marrow edema）」がどのように骨びらんに結びついていくかについては，研究者の強い興味を惹いているところ．

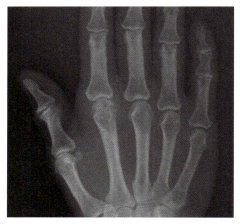

図1a　手指の単純X線写真（正面像）
正面像で異常を指摘するのは難しい．MCP関節の基節骨側では骨量減少が目立つ（periarticular osteopenia）．

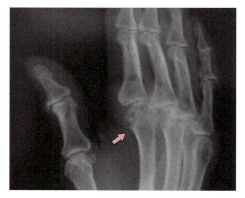

図1b　手指の単純X線写真（斜位）
斜位では，第2中手骨の掌側に骨びらん（部位的にmarginal erosion：矢印）を指摘できる．

表1　関節リウマチと診断する前に鑑別が必要な諸疾患

鑑別難易度	疾患
高	1. ウイルス感染に伴う関節炎（パルボウイルスB19，風疹ウイルス，急性B型肝炎など） 2. 全身性結合組織病（Sjögren症候群，SLE，混合性結合組織病，皮膚筋炎・多発筋炎，強皮症） 3. リウマチ性多発筋痛症 4. 乾癬性関節炎
中	1. 変形性関節症 2. 関節周囲の疾患（腱鞘炎，腱付着部炎，肩関節周囲炎，滑液包炎など） 3. 結晶誘発性関節炎［痛風，偽痛風（CPPD沈着症候群）など］ 4. 脊椎関節炎（反応性関節炎，掌蹠膿疱症性骨関節炎，強直性脊椎炎，炎症性腸疾患関連関節炎） 5. 全身性結合組織病（Behçet病，血管炎症候群，成人スティル病，結節性紅斑） 6. その他のリウマチ性疾患（回帰リウマチ，サルコイドーシス，RS3PEなど） 7. その他の疾患（更年期障害，甲状腺機能低下症，線維筋痛症）
低	1. 感染に伴う関節炎（細菌性関節炎，結核性関節炎など） 2. 全身性結合組織病（リウマチ熱，再発性多発軟骨炎など） 3. 悪性腫瘍（腫瘍随伴症候群） 4. その他の疾患（アミロイドーシス，感染性心内膜炎，複合性局所疼痛症候群など）

［日本リウマチ学会によるACR/EULAR分類基準の検証（http://www.ryumachi-jp.com/info/161114_table1.pdf）より改変．筆者が特に重要と考える疾患に下線を付した］

👉 Step 1-3

表2のスコアリング表に従って，6点以上でRAと分類する．

スコアリング表を見ると，以下の特徴を有する疾患群を抽出するべく作成されたとわかる．

・末梢関節優位に多発する
・持続性の（6週間以上で1ポイント）

表2 関節リウマチの分類基準から読み取る「定義」

スコアが6以上であればRAと分類される.

腫脹または圧痛関節数(0〜5点)	
1個の中〜大関節	0
2〜10個の中〜大関節	1
1〜3個の小関節	2
4〜10個の小関節	3
11関節以上(少なくとも1つは小関節)	5

⎫ 末梢関節優位に多発する

血清学的検査(0〜3点)	
RFも抗CCP抗体も陰性	0
RFか抗CCP抗体のいずれかが低値の陽性	2
RFか抗CCP抗体のいずれかが高値の陽性	3

⎫ 自己免疫性

滑膜炎の期間(0〜1点)	
6週間未満	0
6週間以上	1

⎫ 持続性

急性期反応(0〜1点)	
CRPもESRも正常値	0
CRPかESRが異常値	1

⎫ 滑膜「炎」

多くのエキスパートがRAの特徴は「末梢関節優位に多発する」「自己免疫性」「持続性」「滑膜『炎』」と捉えていることが推測される.

・自己免疫性の(RF, 抗CCP抗体)
・関節炎[より正確には滑膜炎(synovitis)]

このような「関節炎症候群」をRAと診断したら,次のアクションは「治療開始」である.

治療開始

> **症例1(続き)** 【経過1】手指・足趾の小関節合わせて8カ所の滑膜炎を認めた. 6週間以上持続しており,RF高値陽性,炎症反応(CRP)高値であり,他疾患の可能性もないことから,RAと診断した(RA分類基準のスコアリングは9点).
> 子どもは2人いて,近々の挙児予定はない. 家事・育児に著しい障害を感じている.

☞ Step 2

RAと診断したら,ただちに治療を開始する. 禁忌がなければメトトレキサート.

この「ただちに」が,心理的ハードルを高めている. RAの診断は,ひとえに「臨床診断」であり,診断した医師の主観に左右される部分が大きいうえに,抗リウマチ薬の副作用は多岐にわたるため,「ただちに」治療を開始するためには,それなりのRA診療経験を要する.

表3にメトトレキサート開始の注意点を示す. メトトレキサートは6〜8 mg/週で開

表3 メトトレキサートを開始するにあたっての注意点

1) 挙児希望の有無を確認
2) 単純X線写真でわかるような肺の病変の有無を確認
3) 腎機能は低下していないか
4) 肝逸脱酵素の上昇はないか
  ・活動性,無治療の慢性B型肝炎
  ・慢性C型肝炎[*5]
5) 体液貯留(胸水・腹水)を起こす病態の有無

始し,2週間ごとの診察で12 mg/週前後まで増量する[*6].肝酵素・血球異常のモニタリングのために,処方開始後3カ月間は2~4週間ごとに,6カ月以降も3カ月に1回は血算・肝酵素のチェックが必要[*7].

- メトトレキサート(リウマトレックス®)(2 mg) 4カプセルを1日1回 毎週日曜日朝食後,または1回2カプセルを1日2回 毎週日曜日 朝・夕食後
- 副作用を防ぐため,葉酸(フォリアミン®)(5 mg) 1錠を1日1回 毎週火曜日の朝食後

その他の経口抗リウマチ薬

メトトレキサートが使えない理由がある場合には,以下の経口抗リウマチ薬のいずれかを開始する.

■サラゾスルファピリジン

薬剤性肺障害を起こすリスクが低い抗リウマチ薬であり,間質性肺炎など,肺に病変を有する患者のRAの治療にきわめて有用である.ただしサルファ剤であるため,内服10~14日経過した時点での重症薬疹(Stevens-Johnson症候群など)が,最も懸念すべき副作用である.肝酵素の上昇にも注意.メトトレキサートと同様,処方開始後3カ月間は2~4週間ごとに,6カ月以降も3カ月に1回は肝酵素のチェックが必要.錠剤が比較的大きく,嚥下しにくい場合には,250 mg錠も使用可能である.腎機能低下時にも用量調節は不要である.本邦での使用可能上限量は1,000 mg/日であり,欧米では2,000~3,000 mg/日である.

Huggy's Memo

[*5] ウイルス性肝炎について,慢性B型肝炎があっても抗ウイルス薬で適切に加療されていれば,禁忌ではないとされる.慢性C型肝炎では,今日のHCV治療の進歩もあり,少なくとも抗ウイルス治療が奏効していれば禁忌ではない.
[*6] 初期投与量での効果を「2~3カ月で確認し,不十分なとき増量する」派もあり,現に日本リウマチ学会の「メトトレキサート診療ガイドライン」にはそのような増量法が記載されているが,より早期に寛解導入を目指す観点からは,まず十分量まで副作用なく内服できることを重視したい.きちんと検査しながらサクサク上げたほうがよいと思う.
(Visser K, et al:Optimal dosage and route of administration of methotrexate in rheumatoid arthritis:a systematic review of the literature. Ann Rheum Dis 68:1094-1099, 2009)
[*7] メトトレキサートの禁忌事項の有無を外来で素早くスクリーニングするには,ある程度のトレーニングが必要であり,リウマチ科の専門研修を開始した後期研修医の最初のハードルである.

・アザルフィジン®EN（500 mg）　1回1錠を1日2回　朝・夕食後

■ブシラミン

　本邦での使用経験が豊富な抗リウマチ薬であり，「20年近く」ブシラミン単剤のみで治療されている RA 患者を見かけることもある．臨床効果に用量依存性は乏しいが，300 mg/日では腎障害の発現頻度が明らかに上昇するため，200 mg/日を上限とする．安全性に優れるが，副作用のネフローゼ症候群には常に注意が必要．毎回の診察で尿検査を行い，有意な尿蛋白陽性が持続すれば即座に中止すること．

・リマチル®（100 mg）　1回1錠を1日2回　朝・夕食後

■タクロリムス

　第8章「免疫抑制薬の使い方」の章（→71ページ）で記載したとおり，耐糖能異常を悪化させる可能性がある．メトトレキサートで「効果があと一歩だが，生物学的製剤を導入するほどでもない程度」のときに，メトトレキサートと併用（上乗せ）して使うことが多い．この場合，処方量は1〜1.5 mg/日程度になる．

・プログラフ®（1 mg）　1〜3カプセルを1日1回　夕食後

■イグラチモド

　比較的新規の，本邦で開発された抗リウマチ薬である．タクロリムスと同様，メトトレキサートで「効果があと一歩だが，生物学的製剤を導入するほどでもない程度」のときに，上乗せ効果を期待して使うことが多い．ワルファリンの作用を増強させるため，併用禁忌である．腎機能低下時にも用量調節は不要である．

・ケアラム®またはコルベット®（25 mg）　1錠を1日1回　朝食後（4週経過した時点で効果不十分であれば1回1錠を1日2回　朝・夕食後に増量する）

抗リウマチ薬の効果発現までの措置

　メトトレキサートを含めた従来の経口抗リウマチ薬に「即効性」はないため，効果発現までの期間は NSAIDs や COX-2 阻害薬，アセトアミノフェンなどによる鎮痛が必要になる[*8]．

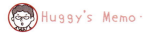
[*8] NSAIDs の連用に際しては，リスクの高い群では消化性潰瘍（peptic ulcer disease：PUD）予防が必要になる．

- ナプロキセン（ナイキサン®）（100 mg）　1回3錠を1日2回　朝・夕食後
- セレコキシブ（セレコックス®）（200 mg）　1回1錠を1日2回　朝・夕食後
- ロキソプロフェン（ロキソニン®）（60 mg）　1回1錠を1日3回　毎食後
- アセトアミノフェン（カロナール®）（300 mg）　1回2錠を1日3回　毎食後

また，この場面でステロイドの全身投与（経口，筋肉注射）を使用してもよい[*9]．

経口で開始すると，十分に抗リウマチ薬の効果が出ていなければ減量に難渋し，結果としてステロイドの副作用が問題となってくるため，筆者は隔日投与で開始し，その後減量することにしている．筋肉注射はその点「後くされ」がないが，持続も短期であり，まさしく「抗リウマチ薬が効いてくるまでの橋渡し」である．

- プレドニゾロン［プレドニン®（5 mg）］　1回4錠を隔日　朝食後（8〜12週間で減量・中止）
- メチルプレドニゾロン（デポ・メドロール® 水懸注）（40 mg/mL）　1 mL 筋注
- トリアムシノロンアセトニド（ケナコルト®-A 筋注・関節腔内注用）（40 mg/mL）　1 mL 筋注

手技に習熟していれば関節腔内ステロイド注射を試みたい[*10]．

Treat to Target

【経過2】リウマトレックス® 8 mg/週で開始し，2週間後に12 mg/週に増量した．セレコックス® 200 mg 1回1錠を1日2回で開始すると同時にデポ・メドロール® 40 mg 筋肉注射を行い，2週間後には腫脹の目立つ両膝関節に各々ケナコルト®-A を 20 mg 関節腔内注射した．

さらにその2週間後の血液検査でも血球異常・肝酵素の上昇はなく，CRP 0.5 mg/dLと低下傾向であった．リウマトレックス® 内服に伴う口内炎・胃のむかつきなども認められなかった．セレコックス® は頓用に変更した．

治療に対する患者満足度は高く，「ようやく体が自分のものに戻ってきた感じ」と喜んでいたが，診察上，右手関節，右第2MCP関節，第3MCP関節，左手関節に腫脹と圧

Huggy's Memo

[*9] 米国リウマチ学会の治療推奨では，治療最初期からのステロイド併用は推奨されていないが，メトトレキサートが効いてくるまでの期間にも何らかの工夫が必要なのではないかと個人的には思う．

[*10] 習得すると大きな武器になり，関節炎診療が楽しくなる．これは帝京大学ちば総合医療センターリウマチ科で研修を受けた後期研修医が異口同音に言うことである．具体的な手技の参考書としては岸本暢将（監訳）：『筋骨格注射スキル—注射の原理原則と部位別実践テクニック』（羊土社，2008）や，松下　明，他（訳）：『プライマリケア整形外来マニュアル　原著第3版—外来で整形疾患をみるすべての人へ』（エルゼビア・ジャパン，2008），柴　伸昌，他（訳）：『関節・軟部組織注射マニュアル—基本テクニックと診断　原著5版』（丸善出版，2013），などをご参照いただきたい．

痛が残存していたため，生物学的製剤を含めた治療強化の必要性について話し合い，潜在性結核のスクリーニングを行う方針となった．

リウマトレックス®開始から3〜4カ月経過した時点で臨床的寛解に至っていなければ，生物学的製剤導入のため専門施設を紹介する予定である．

一直線に「臨床的寛解」を目指す

☞ Step 3-1
十分に早期で診断された関節リウマチの「治療目標」は，「臨床的寛解」である．

米国リウマチ学会，欧州リウマチ学会によって定められた「RA臨床的寛解の定義」は存在するが，要するに「抗リウマチ薬の使用下で，痛みや腫れのある関節がなく，動かしにくさを自覚することもなく，検査値も良好で，関節リウマチを忘れた状態」をまずは目指すべきであり，それを可能な限り速やかに達成することが重要である．

RA以外の併存疾患がなければ，臨床的寛解を目指す道（治療戦略）は一直線であり，「メトトレキサートを十分量使用して臨床的寛解が得られなければ，生物学的製剤を導入する」の一文に尽きる（図2）．これに対して，発症から時間が経過し，RAによる関節破壊が進行した状態での「治療目標」設定はしばしば困難であり，薬剤副反応によって回り道を余儀なくされることもしばしばである．

長期罹病歴のあるRAにおいては，治療のコスト・予測される副作用・患者の希望する身体活動レベル（ADL）を含めて，医師−患者間の話し合いを繰り返して決める必要がある．

治療目標は「一度設定すれば終わり」ではない．時に併存する筋骨格の疼痛を治療したり，ADL低下の主因になっている関節の外科的手術によって，抗リウマチ治療自体を強化することなしに上記目標が達成されることがある．

☞ Step 3-2
RAの疾患活動性評価（「リウマチの良い・悪い」）は，関節診察の所見・患者自身の疼痛評価・医師（評価者）による評価・血液検査所見を総合して行う．

残念ながら現時点では糖尿病における「HbA1c」のような，単一の血液検査で「リウマチの良い・悪い」を判断する方法はない[*11]．複数提唱されている「複合評価法」のいずれを用いてもよいが，DAS28と通称される方法が一般的である．「難しい計算式」を経て意味ありげな数字を出すことにそれほど意味はなく，評価した28関節の腫脹関節数・圧痛関節数・患者自身による疼痛の評価[visual analogue scale（VAS）：0〜100]，医師による全般評価（0〜100）で記載しておくことが，後々の診療の助けになる[*12]．可能なら罹患関節の部位も記載しておきたいが，適切なフォーマットがない電子カルテでは記載

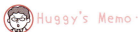

[*11] "molecular DAS" として複数のサイトカイン・ケモカインを測定する方法は一応提唱されている．

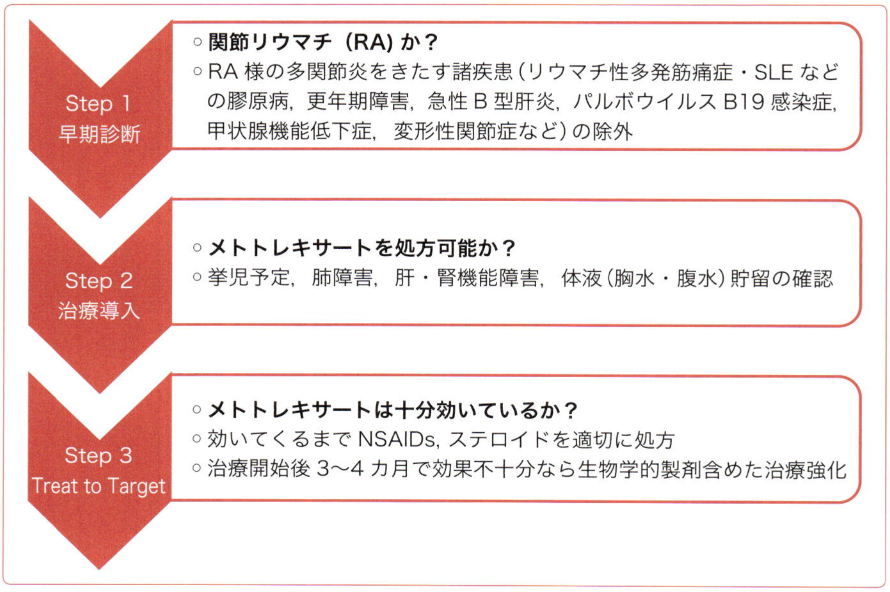

図2 RA診断と治療の流れ

Step 1 早期診断
- 関節リウマチ（RA）か？
- RA様の多関節炎をきたす諸疾患（リウマチ性多発筋痛症・SLEなどの膠原病，更年期障害，急性B型肝炎，パルボウイルスB19感染症，甲状腺機能低下症，変形性関節症など）の除外

Step 2 治療導入
- メトトレキサートを処方可能か？
- 挙児予定，肺障害，肝・腎機能障害，体液（胸水・腹水）貯留の確認

Step 3 Treat to Target
- メトトレキサートは十分効いているか？
- 効いてくるまでNSAIDs，ステロイドを適切に処方
- 治療開始後3～4カ月で効果不十分なら生物学的製剤含めた治療強化

が煩雑となる．

> **ロジック** 適切な診断により早期に治療が開始されれば，関節リウマチは「臨床的寛解」を達成しうる疾患である．

長期罹患リウマチ患者とどう向きあうか──ルノアールの治療を考える

　現在のRA診療の原則は，「早期の診断」「適切な初期治療」「治療目標を意識した治療方針の決定（Treat to Target）」の3点に集約される．しかし，例えば罹病期間が20年以上に及ぶRA患者に対する診療は，時として非常に困難であり，活動性が高い早期RAの治療と同様に専門性が問われる場合が多い．しかも，身体機能の低下と十分にコントロールされていない疼痛のため，患者は移動を厭う傾向にあり，「遠くのリウマチ専門医」よりも「近くのプライマリ・ケア医」を受診していることがしばしばある．

　例えばルノアール（図3）のように，長期のRAに苦しむ次の症例の患者に何ができるかを考えてみよう．

Huggy's Memo

[*12] $DAS28\text{-}ESR = 0.56 \times \sqrt{(TJC)} + 0.28 \times \sqrt{(SJC)} + 0.7 \times LN(ESR) + 0.014 \times (VAS)$
TJC：圧痛関節数，SJC：腫脹関節数，LN：自然対数，ESR（mm/時），VAS（患者による全般評価：0～100 mm）
暗算はちょっと厳しいが，WEB上のカルキュレーター（例えば，http://www.das-score.nl/das28/en/）や，スマートフォンアプリは容易に入手可能である．

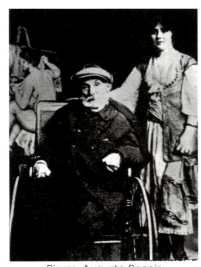

ルノアールへの治療指針（8つのアジェンダ）

1. 滑膜炎と，ADLの正確な評価
   - 炎症を改善させることでADLは向上するのか？
2. RAに必ずしも関連しない筋骨格疼痛の診断と治療
3. トリアムシノロン（ケナコルト®-A）注射の賢明な使用
4. 合併症の評価と治療
   - 血圧，糖尿病，脂質異常症，骨粗鬆症
   - 禁煙
5. ステロイドとNSAIDsの長期連用（併用）を避けることはできないか？
6. window of surgical opportunity
7. 適切なリハビリテーション指導
8. その他（併存する抑うつと睡眠障害の治療，栄養状態の改善）

Pierre-Auguste Renoir

図3　長期罹患リウマチ患者にできること
例えば，ルノアール〔(Pierre-Auguste Renoir(1841～1919)：写真〕がRA治療を求めて診察室に入ってきたら，何を考えて治療方針を立てるだろうか？　晩年の彼が不自由な手で創作活動に励む動画を"YouTube"で観ることができるが，絵筆を縛りつけた手をひとしきり器用に動かした後，気持ちよさそうにタバコをふかしているシーンまで入っている．果たして彼に禁煙を勧めるだろうか？「タバコの煙が創作意欲の源」と主張されたら？（写真はBoonen A, et al：How Renoir coped with rheumatoid arthritis. BMJ 315：1704-1708, 1997 より）

長期罹患リウマチ患者の治療における8つのアジェンダ

症例2　痛みとステロイドを減らし合併症を予防する

【患者】65歳女性．
【病歴】30年前に関節痛を主訴に前医整形外科を受診．リウマトイド因子陽性より「慢性関節リウマチ」*13 と診断された．ステロイドが処方され関節痛は改善したが，「薬が強かった」ため自分の判断で中断したところ主治医と言い争いになり，以後医療機関は受診していない．
　当院を受診する2年前から車椅子移動となり，別のリウマチ科を受診した．内服薬を中心とした治療を受けていたが，効果の自覚に乏しかった．「新しく出た注射薬」を勧められたが，高額であり，また「新薬の実験台にされるのでは」と怖くなったため当院受診の3カ月前に受診を中断した．
　四肢の大関節，特に両膝関節の痛みが強く，また両肩の痛みのため寝ることもできなくなり，当院を受診した．
【診察所見】
1）RAによる手関節・手指関節の高度変形（両側手関節の強直・尺側偏位・ボタン穴変形・スワンネック変形）を認める．

 Huggy's Memo

*13 rheumatoid arthritis という英語病名との互換性，ならびに「慢性」の語が与える臨床経過のイメージが適切でないことから，2002年より「関節リウマチ」と呼称することになった．

2)両肘関節の軽度屈曲拘縮を認める．
3)上腕は水平位までの挙上が困難であり，右手は顔面に触れることが可能だが，左手は顔面に触れられない．
4)両膝関節に熱感を伴う腫脹を認める．
5)両足関節の腫脹とともに，下腿遠位 1/3 から足背にかけての圧痕性浮腫(pitting edema)を認める．
6)足趾には両側 2～3 趾の槌趾(mallet finger)に加え，高度な外反母趾，内反小趾を認める．
7)右手正中神経支配領域に合致した感覚鈍麻を認める．
8)胸腰椎移行部付近の椎弓に軽度の叩打痛を認める．
9)心音整・胸骨左縁第 2 肋間付近に収縮期駆出性雑音を認める．
10)両側肺底部から肩甲骨下端までの領域に吸気時 fine crackles を認める．
【主要検査所見】白血球数・分画の異常はないが，貧血(ヘモグロビン 8.1 g/dL)，血小板増多(48.1 万/μL)，アルブミンの低下(2.8 mg/dL)，クレアチニンの上昇(1.2 mg/dL)を認める．肝胆道系酵素・電解質は基準範囲内，CRP 5.2 mg/dL, ESR 88 mm/時．
【前医リウマチ科の処方】
・ブシラミン(リマチル®)(100 mg)　1 回 1 錠を 1 日 2 回　朝・夕食
・プレドニゾロン(プレドニン®)(5 mg)　1 回 1 錠を 1 日 2 回　朝・夕食後
・レバミピド(ムコスタ®)(100 mg)　1 回 1 錠を 1 日 3 回
・ジクロフェナク(ボルタレン®)坐薬(50 mg)　疼痛時頓用：実質的に毎日 1～2 回使用している

1．滑膜炎と，ADL の正確な評価

　メトトレキサートをはじめとする抗リウマチ薬は，「RA に伴う滑膜炎」を改善する働きが主であって，直接の鎮痛効果はない．したがって，抗リウマチ薬の導入・強化による滑膜炎の改善によって，痛みの緩和と ADL の改善がどの程度期待できるかは，「現在の患者の症状がどの程度『活動性の滑膜炎』で説明可能か」によって異なる．

　例えば**症例 2** の患者の場合，熱感を伴う両膝関節の腫脹を認め，抗リウマチ薬がそれを改善する可能性はある．しかし，患者の期待が「絵筆を長く握りたい」であった場合，高度に変形した手指関節に対して抗リウマチ薬が改善をもたらす部分は決して大きくないだろう．また，すでに長期間の車椅子生活が続いているため，膝関節の炎症が鎮静化しても大腿四頭筋の萎縮のため移動・歩行は依然として困難であると想像される．もし歩行距離が延びたとしても，車椅子移動によって避けられていた股・足関節への荷重が新たな問題を引き起こす可能性がある．

　治療によって期待される改善を見積もるために，現時点で「滑膜炎がどの関節にどの程度存在するか」また「ADL が現在どのような状態であるか」を一度は正確に評価しておきたい．滑膜炎の評価は触診(腫脹・圧痛の有無)によるが，初診時には関節超音波検査の所見や大関節の可動域も追加しておくと有用だろう．ADL の評価は MDHAQ によるアンケートが実際的だが，記入になんらかの補助を要する場合も多い[*14]．

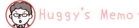Huggy's Memo

[*14] 東京都立多摩総合医療センター　横川直人先生による「MDHAQ 日本語版」が容易に入手可能である．
http://mdhaq.jimdo.com/

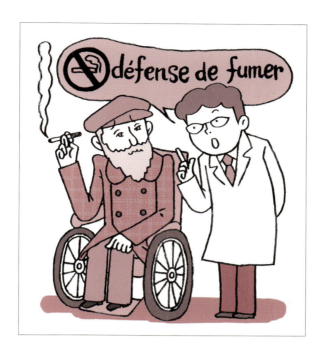

2. RA の活動性滑膜炎に必ずしも関連しない筋骨格疼痛の診断と治療

　上述のように抗リウマチ薬に直接的な鎮痛作用はなく，したがって，RA の痛みや機能障害は「抗リウマチ治療を強化すればすべて改善する」わけではない．長期罹病歴のある患者では，例えば以下のような状態の併存がよくみられる．

　a．関節変形に伴う疼痛（足底の胼胝など）
　b．神経絞扼に伴う疼痛（脊柱管狭窄症，手根管症候群など）
　c．骨粗鬆症に伴う脆弱性骨折からの疼痛
　d．腱や腱板の損傷・拘縮に伴う痛み（特に肩の回旋腱板）
　e．線維筋痛症

　これらを診断・治療することによって，抗リウマチ薬治療の強化なく QOL ならびに ADL を改善することも可能である．

3. 局所注射・装具の賢明な使用

　抗リウマチ薬は全身投与（内服・注射）だが，患者の悩みはしばしば局所的である．患者の職業が学校の教師で，利き手側の手関節痛が残存していれば，たとえそれ以外の関節に滑膜炎がなかったとしても，日常生活で RA を絶えず意識させられるだろう．農業を営んでいる場合，利き腕の（広義）肩の痛み（上腕二頭筋長腱由来の痛みなど），上腕骨外側上顆炎，手指の屈筋腱鞘炎が問題になるだろう．

　ステロイド局所注射や装具の使用でこれらを改善することによって，抗リウマチ薬の強化よりも効率的に疼痛を除去し，ADL の改善につながることが多い．

4. 合併症の評価と治療（血圧，糖尿病，脂質異常症，骨粗鬆症）・禁煙

喫煙はRAの発症リスクであり，疾患活動性を悪化させ，メトトレキサートの効きを鈍くする．RA診療に携わる者は，一度は「禁煙指導の手法」について学んでおきたい[*15]．また，繰り返しになるが，血圧や糖尿病，脂質異常症などの評価・治療は，抗リウマチ薬の選択・開始と同程度か，それ以上に重要である．

5. ステロイドとNSAIDsの長期連用（併用）をなるべく避ける

RAに対するステロイドの長期連用はステロイド性骨粗鬆症のリスクとなるだけではなく，皮膚の菲薄化（感染リスクの上昇）や動脈硬化の進行など，望ましくない面が多くなる．しかし，すでに長期連用されている患者においては，二次性副腎機能低下症のため内服中止はほぼ不可能であり，プレドニゾロン換算で5 mg/日未満にすることも困難であるが，"the lower, the better"の原則どおり，可能な限り減量する．

NSAIDsの連用も，消化管・腎臓障害，無菌性髄膜炎など数々の副作用が悪名高く，特にステロイドとの併用の際に消化管出血リスクが顕著に高まる[*16]．慢性的な疼痛に対する処方オプションがオピオイドを含め増えてきた現在，鎮痛だけを目的にするのであれば，NSAIDs一本槍でなくてもよいだろう．

6. 手術の時期を逃さない（window of surgical opportunity）

人工膝関節置換術，人工股関節置換術，足趾形成術あるいは滑膜切除術など，RA手術も抗リウマチ薬の進歩を踏まえてより洗練されてきている．手術適応の判断は施術する整形外科医に依存するところが大きいが，個人的に表4を目安に整形外科専門医に相談している．詳細については本章末の「参考文献」を参照してほしい．

7. 適切なリハビリテーション指導

RAのリハビリテーションは「炎症の持続する関節は無理に動かさない」「炎症の鎮静化した，または近いうちに鎮静化が見込まれる関節に対しては，積極的なリハビリテーションを行う」のが原則である．しかし，患者はしばしば「RAの炎症を反映したこわばり（腱鞘滑膜炎などを反映）」に対して無理な他動的運動（こわばる手指を無理に屈曲・伸展させるなど）を行い，結果として炎症を遷延させていることがある．

外来で比較的簡単に指導できる肩と膝のリハビリテーションを図4, 5に示す．これ

Huggy's Memo

[*15] アレン・カー『読むだけでも絶対やめられる禁煙セラピー』（ロングセラーズ）など．
[*16] かつて「ステロイド潰瘍」と呼ばれていたものの多くが，NSAIDs（との併用）によるものであったと考えられている．筆者が研修医であった頃には，ステロイド高用量投与前に「ルーチンで上部消化管内視鏡検査」を行っていた記憶がある．それでは「ステロイド単独投与では消化管出血リスクは上昇しない」か，ということについては議論の余地があり，上部消化管出血114,835例のself-controlled case seriesによる検討では，ステロイド単独投与でも罹患率比4.07（95％信頼区間3.83〜4.32）と顕著な上昇を認めている（Masclee GM, et al：Risk of upper gastrointestinal bleeding from different drug combinations. Gastroenterology 147：784-792, e9, 2014）．幸か不幸か，本邦での上部消化管内視鏡検査の閾値の低さ，プロトンポンプ阻害薬の処方頻度の高さが「ステロイド潰瘍」をマスクしている側面があると想像している．

表4　RA 手術相談のタイミング

- 頸椎：側面・前屈位の単純 X 線写真で環椎歯突起間距離 (ADI) が 2 mm を超える.
- 肩・肘関節：治療抵抗性の疼痛がある.
- 手関節：尺骨頭の浮動性がある ("piano-key sign" 陽性).
- 手指：屈筋腱鞘炎が保存的治療に反応しない.
- 股・膝・足関節：立位単純 X 線写真で関節裂隙狭小化が明らかで,歩行に伴う疼痛がある.
- 足趾：保存的治療に抵抗性の胼胝がある.

これは全く私案で,整形外科の専門医に随所で相談した経験に基づく.股関節と膝関節以外の部位の人工関節は,機能や耐用性の課題が残る.

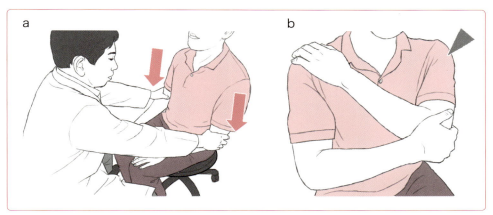

図4　肩のリハビリテーション
a：下垂させた上肢全体を,さらに下垂するよう (矢印の向き) に牽引し,ストレッチする.
b：左手を右肩に置き,右手で矢頭の向きに引き寄せ,矢頭部分を意識して伸ばすようにストレッチする.ストレッチはいずれも「『弾みをつけて』行うのではなく,ゆっくり,痛くない範囲で数秒間 (5 秒間ほど) 力を込め,その後脱力する」という方法で行う.

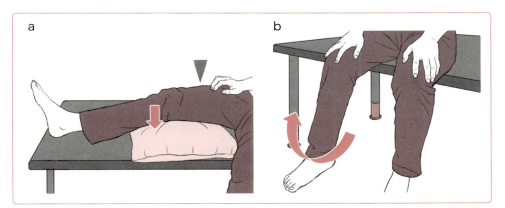

図5　膝のリハビリテーション
a：膝窩にクッションを置いて膝関節を軽く屈曲させた位置から,大腿四頭筋 (矢頭) を意識しつつ膝関節を伸展し,膝窩でクッションを押す.数秒力を入れ,数秒で脱力する.これを左右とも 10 回ずつ行う.
b：踵が浮くほどの高さの椅子に腰掛け,大腿四頭筋をなるべく脱力させて下腿全体をぶらぶらとスイングさせる.荷重によって密着した膝関節軟骨の間に「関節液を染みこませて滑らかに動くようにする」ようなイメージで左右とも 10 回ずつ行う.

8. その他

併存する抑うつ，睡眠障害の治療や，栄養状態の改善，ワクチン接種，利用可能な社会保障の案内も RA マネジメントの重要なパートを占める．これらをスタンドアローンのプライマリ・ケア外来で何もかもこなすのは不可能だが，「1 外来についてアジェンダ 1 つを消化する」つもりでやっていくと，同じ処方を漫然と継続するだけの外来と比較して，数年後には大きな差がついているはずである[*17]．

症例 2（続き）

【経過 1】リマチル® は中止し，アザルフィジン®EN を 500 mg/日で開始し，2 週間後に副反応がないことを確認して 1,000 mg/日に増量した．セレコックス® 200 mg を 1 日 2 回で開始すると同時にデポ・メドロール® を 40 mg 筋肉注射し，2 週間後には腫脹の目立つ両膝関節から関節液を吸引・除去するとともにケナコルト®-A を 20 mg 関節腔内注射した．ボルタレン® 坐薬の使用は最小限に控えてもらうように指示し，セレコックス® 内服のみで抑制できない疼痛に対してはワントラム® 徐放製剤 100 mg/日を追加した．

プレドニゾロンを減量する必要性について患者と相談し，1 mg/月のペースで減量を進めた．アザルフィジン®EN 1,000 mg/日開始後 8 週間の時点で十分な臨床効果が得られていないため，プログラフ® を 1 mg/日で開始し，4 週間後に 1.5 mg/日に増量した（腎機能悪化の懸念があるためそれ以上は増量せず）．診療開始後 12 週間までは 2〜3 週間に 1 回診察し，1 回の診察で最大 3 カ所まで（同じ関節に対しては 4 週間以上間隔を置いて）ケナコルト®-A を注射した[*18]．胸腰椎単純 X 線写真では Th12 レベルの圧迫骨折を認めたため，フォルテオ® 皮下注射を導入し，市販のビタミン D 製剤摂取を指示した．

診療開始後 12 週間経過した時点での患者満足度はそれなりであったが，全身倦怠感のためプレドニゾロンを 7 mg/日以下に減量できておらず，RA の活動性も DAS28-ESR 4.47 と中疾患活動性であった．

生物学的製剤を含めた治療強化の必要性について話し合い，潜在性結核のスクリーニングを行う方針となった．生物学的製剤導入のため専門施設を紹介する予定である．

Huggy's Memo

[*17] RA に対する生物学的製剤・小分子標的薬について．通常の RA の総説においては非常に大きなウエイトを占める部分だが，本書の眼目は「リウマチ学をプライマリ・ケアのセッティングで使えるような形に翻案する」部分にあるので，その重要さは十分理解したうえで省略する．個人的には，生物学的製剤の最大の功績は「RA がここまで改善する」というベンチマークを示せた点にあると考えているが，同時にそのベンチマークは生物学的製剤を「使わない」方法でもある程度達成可能である．リウマチ業界の専門医に「RA のうちの何％に『本当に』生物学的製剤が必要か」とたずねてみると，5〜50％ の広い範囲に分散した返事が得られる．

[*18] 関節腔内ステロイド注射の頻度・最大部位数についての例．個人的には 1 回の診察で 10 カ所以上の関節腔内にステロイド注射を施行することもある．荷重関節に対しては 3 カ月以上間隔を置くのがルールとされているが，ステロイド注射以外の方法で関節炎が改善する見込みがあるなら，より頻繁に注射してもよいと考えている（そのうち頻度が減らせるため）．

> **ロジック** 長期罹病 RA 患者の治療は高度な専門性が問われる分野であり，ADL の適正な評価に始まり，投与薬剤，合併症，手術，リハビリテーションに至る詳細な検討が求められる．

📖 文献

i) Pincus T, et al：Severe functional declines, work disability, and increased mortality in seventy-five rheumatoid arthritis patients studied over nine years. Arthritis Rheum **27**：864-872, 1984

参考文献
書籍：
- 岸本暢将，岡田正人(編著)：関節リウマチの診かた，考えかた ver. 3. 中外医学社，2018
- 岸本暢将(監訳)，山本万希子，萩野 昇(訳)：筋骨格注射スキル―注射の原理原則と部位別実践テクニック．羊土社，2008

WEB サイト：
- 道後温泉病院リウマチのリハビリテーション(内科サイドからのアプローチ)．
  (http://doh-racenter.jp/doc/doc_riha.html)
  ➡高杉潔先生による，非常にクリア&コンサイスな RA リハビリテーションのまとめ．内科医の立場から RA のリハビリテーションについてまとめた文章で，これ以上のものを見つけられない．

DVD：
- 萩野 昇：Dr. ハギーの関節リウマチ手とり足とり～まずは触ってみる～早期介入編．ケアネット，2014
- 萩野 昇：Dr. ハギーの関節リウマチ手とり足とり～もっと工夫してみる～長期罹患編．ケアネット，2015
  ➡すでに収録から 3 年以上経過しているが，生物学的製剤・小分子標的薬などの新規治療以外の内容はいまだ古びていないと自負している．文章で伝えきれない部分を動画にできたのはありがたいが，上下巻ともそろえるときわめて高額なのが難点．ささやかな宣伝でした．

Ⅲ. リウマチ・膠原病の診断とマネジメント

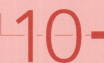

プライマリ・ケアにおける 膠原病の診断とマネジメント

Do Not Miss !
- ☑ 膠原病はそもそも見逃しやすい疾患であり，「疑う」ところにハードルがあることを肝に銘じる．
- ☑ 多彩な病態から個々の膠原病疾患の「よりそれらしい」症状・徴候を見極めながらアプローチしていくことが肝要である．
- ☑ 「疑う」「追い詰める」「除外する」の3つのSTEPを，常に忠実に守る必要がある．

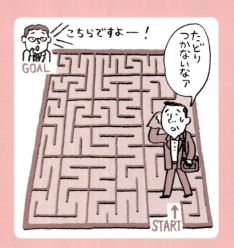

　作家の故・橋本治氏が，脚の痛みを主訴に某大学病院を受診したとき，「まず『脚の痛み』ということで初診案内から整形外科の受診を指示され，下肢の点状出血を見た整形外科医から同院の血液内科を受診するように指示され，血液内科医から総合内科の受診を指示され，総合内科からリウマチ・膠原病科を受診するように指示され……，ようやく血管炎（顕微鏡的多発血管炎）の診断にたどり着いた」という実体験を書いていた[i)]．まさに膠原病の診断は，「疑う」ところにまずハードルがあることを示唆するエピソードである．

膠原病の分類

　膠原病とは「慢性・多臓器・炎症性・自己免疫性疾患」であることを原則とする．以下のように分類すると理解しやすいように思う．

1. 抗核抗体症候群

　抗核抗体が陽性となることの多い諸疾患がこのカテゴリーに属し，全身性エリテマトーデス（SLE），炎症性筋疾患（皮膚筋炎・多発筋炎），全身性硬化症（SSc），Sjögren症候群，混合性結合組織病（mixed connective tissue disease：MCTD）などがある．

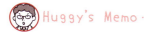

裏タイトル　「疑ってゴメン……，でも疑わないと見つからないんだ」

2. 血管炎症候群

血管炎症候群では，罹患血管の太さによる分類が一般的である．例えば，高安動脈炎や巨細胞性動脈炎は大型血管炎に，抗好中球細胞質抗体（ANCA）関連血管炎は小型血管炎に分類される．抗核抗体症候群でもさまざまな機序で血管炎および血管病変（血管攣縮・塞栓症）が起こりうるが，炎症の「主座」が血管に限らないため，血管炎症候群とは別のカテゴリーにする．

3. 関節炎症候群

関節リウマチや脊椎関節炎など，破壊性関節炎が主な臨床上の問題になる疾患群がここに属する．

4. 自己炎症症候群

病態生理に自己炎症が強く寄与している疾患群をこのカテゴリーに分類する[*1]．Behçet病，成人スティル病など．

本章では「抗核抗体症候群」としてのSLEと炎症性筋疾患の診断について，プライマリ・ケアの場で「疑う」シチュエーション，「追い詰める」ための検査，「除外」すべき疾患（鑑別診断）を総説する[*2]．

全身性エリテマトーデス（SLE）

SLEを見逃さないための診断ポイント

プライマリ・ケアの場におけるSLEの診断は，それを「疑う」ところに一番大きなハードルがある．

まず，1989年の米国リウマチ学会によるSLE分類基準(表1)のうち，「蝶形紅斑」と「抗核抗体」が印象的すぎるため，蝶形紅斑がなく抗核抗体未測定のSLEが看過される傾向にある．男女比は1：10と女性に多く，20〜40歳が好発年齢だが，高齢男性に関節炎や漿膜炎を主徴として発症することも時折経験される．「慢性・多臓器・炎症性・自己免疫疾患」の代表格であるため，常に鑑別診断から外すことができない[*3]．

SLE分類基準は2012年に改訂されたが，皮膚病変が細かく分類されて各々で1項目

Huggy's Memo

[*1] ほかの分類と重複する部分があり，例えばBehçet病は血管炎症候群の範疇で考えられることも多い．また，SLEやANCA関連血管炎の臓器障害メカニズムには自然免疫が深くかかわっていることが判明している．
[*2] 診断の確定，予後予測，治療開始と効果判定は，専門外来・医療機関での仕事と割りきってよいが，リウマチ・膠原病科へのアクセス次第．
[*3] 米TVドラマ『Dr. HOUSE』（原題『HOUSE M.D.』）のなかでSLEが鑑別に挙がり，Houseが否定するシーンが印象的だった（かつ，回数が多かった）ため，"It's not lupus."が一時期インターネット・ミームとなった．全8シーズンのうち，SLEがHouseによって否定されたのは29回，最終診断がSLEであったのは第4シーズンエピソード8「You don't want to know」である．

表1 米国リウマチ学会によるSLE分類基準（1997年）

蝶形紅斑，日光過敏，口腔潰瘍はしばしば判断が難しい．腎の細胞性円柱で代表的なものは赤血球円柱と顆粒円柱である．血液異常ではリンパ球数減少単独でも1項目を満たすが，見逃されていることもある．抗リン脂質抗体は，ここではIgGもしくはIgM型の抗カルジオリピン抗体，ループスアンチコアグラント，梅毒の生物学的偽陽性をさす．これら11項目のうち4項目が陽性の場合，分類基準を満たすと判断されるが，同時に満たしていなくてもよい．

① 頬部紅斑（蝶形紅斑）
  ・鼻梁から鼻唇溝へ広がる紅斑．平坦なことも隆起していることもある．
② 円板状皮疹
  ・角化性の落屑を伴った隆起性紅斑．毛嚢塞栓を認める．
③ 日光過敏
  ・日光に対する過敏な反応による皮疹．
④ 口腔潰瘍
  ・無痛性の口腔，鼻咽頭の潰瘍．
⑤ 関節炎
  ・2カ所以上の末梢性，非破壊性関節炎で，疼痛，腫脹，関節液貯留を伴う．
⑥ 漿膜炎
  ・以下のいずれかが存在．
    a）胸膜炎：胸痛，胸膜摩擦音，胸水
    b）心膜炎：心電図異常，心膜摩擦音，心囊水
⑦ 腎障害
  ・尿蛋白 0.5 g/日以上または定性で 3＋以上．
  ・細胞性円柱．
⑧ 神経障害
  ・以下のいずれかが存在．
    a）痙攣
    b）精神症状（薬剤，尿毒症，ケトアシドーシス，電解質異常によるものを除く）
⑨ 血液異常
  ・以下のいずれかが存在．
    a）溶血性貧血
    b）白血球減少（<4,000/μL）
    c）リンパ球減少（<1,500/μL）
    d）血小板減少（<100,000/μL）
⑩ 免疫学的異常
  ・次のいずれかが陽性．
    a）抗DNA抗体
    b）抗Sm抗体
    c）抗リン脂質抗体
⑪ 抗核抗体
  ・抗核抗体の陽性（薬剤によるものを除外）．

（Hochberg MC, et al：Updating the American College of Rheumatology revised criteria for the classification of systemic lupus erythematosus. Arthritis Rheum **40**：1725, 1997 より改変）

となるなど，本邦でのプライマリ・ケアの場では使いにくくなった印象がある(表2)．

■SLEを疑う臨床症状や徴候

・糸球体腎炎
・若年者の痙攣発作，精神症状
・白血球減少症，血小板減少症，溶血性貧血などの血液疾患

　これらは原因疾患の鑑別診断としてSLEが比較的上位にくるため，抗核抗体検査を行う意義が高い．

■非特異的症状

・全身倦怠感
・持続する微熱
・炎症所見に乏しい関節痛，全身の痛み

　逆にこういった症状では抗核抗体検査の意義は低くなる（陽性であった場合の解釈に難渋する）ため，よりSLEに特異的な症状・徴候の有無を確認したほうがよい．

表2 Systemic Lupus International Collaborating Clinics（SLICC）による SLE 新規分類基準（2012 年）

米国リウマチ学会の 1997 年改訂基準と比較して，「蝶形紅斑」と「日光過敏」のように独立性の乏しい項目が除去されている．「非瘢痕性脱毛」や「補体の低下」が新規項目として採択された．その他，神経障害も 1997 年改訂基準では「痙攣」「精神症状」のみを採択していたが，「多発性単神経炎」「脊髄炎」「ニューロパチー（脳・末梢神経）」「急性錯乱状態」も含まれるようになった．「ループス腎炎＋抗核抗体（もしくは抗 DNA 抗体）陽性」が 2010 年関節リウマチ分類基準における「骨びらん」のような扱いになっている．

臨床的基準	免疫学的基準
① 急性皮膚ループス	① 抗核抗体
② 慢性皮膚ループス	② 抗 DNA 抗体
③ 口腔・鼻腔内潰瘍	③ 抗 Sm 抗体
④ 非瘢痕性脱毛	④ 抗リン脂質抗体
⑤ 関節炎	⑤ 補体の低下
⑥ 漿膜炎	⑥ 直接 Coombs 試験陽性
⑦ 腎炎	
⑧ 神経障害	
⑨ 溶血性貧血	
⑩ 血球減少（＜4,000/μL）or リンパ球減少（＜1,000/μL）	
⑪ 血小板減少症（100,000/μL 未満）	

・上記基準を 4 項目以上（臨床的基準，免疫学的基準の各々から最低 1 項目以上）を満たす場合
　あるいは
・腎生検でループス腎炎に合致する病理像が得られ，抗核抗体あるいは抗 DNA 抗体が陽性の場合
　を SLE と分類する．

（Petri M, et al：Derivation and validation of the Systemic Lupus International Collaborating Clinics classification criteria for systemic lupus erythematosus. Arthritis Rheum 64：2677-2686, 2012 より改変）

■ SLE が見逃されやすいケース

・繰り返す腹痛症（ループス腸炎）
・無菌性膀胱炎（ループス膀胱炎）
・リンパ節炎（再発性，有痛性）

などは，原因疾患の鑑別診断から SLE が漏れることが多く，抗核抗体が検査されなかった結果として診断の遅れや他臓器の合併症を引き起こす可能性がある．

■ そのほかの身体所見

・爪周囲紅斑
・指腹の atrophy
・手掌基部の紅斑

分類基準に挙げられていない身体所見として，図 1 が参考になることもある．

> **ロジック** SLE は鑑別診断から外すな．疑う臨床症状が少しでもあればより特異的な所見を取りにいき，抗核抗体をチェックする．

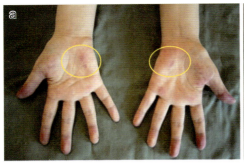
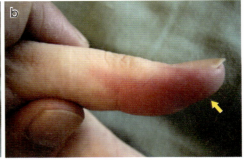

図1（第4章図6再掲） SLEの手掌・手指
a：手掌基部に紅斑を認める（丸印）．手指DIP関節以遠に血流うっ滞を示唆する色調変化を認めるが，即時的な可逆性はなく，Raynaud現象とは異なる．
b：患者母指を検者が把持しているところ．比較的境界明瞭な血流うっ滞を認める．軽度のfinger pad atrophy（指腹の萎縮）もある（矢印）．

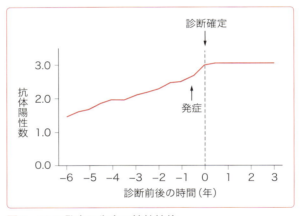

図2 SLE発症に先立つ抗核抗体
発症前からの血清が経年的に保存されていたSLE患者について，発症前後の抗核抗体を検査したところ，診断に先立つ数年前から抗核抗体が検出された．抗核抗体と特異抗体（抗RNP抗体，抗Sm抗体，抗SS-A抗体，抗SS-B抗体，抗リン脂質抗体）のうち，診断確定の時点で約3種類の抗体が陽性となっている．
（Arbuckle MR, et al：Development of autoantibodies before the clinical onset of systemic lupus erythematosus. N Engl J Med **349**：1526-1533, 2003 より改変）

■診断のための検査項目

　SLE発症に先立つ5〜7年前から抗核抗体が陽性になることが知られている．（間接）蛍光抗体法で測定した抗核抗体は，99％のSLE症例で陽性になる．さらにSLE発症の時点では，抗核抗体のなかでも核内対応抗原が明確な「特異抗体」も陽性となっていることが多い（図2）[*4]．すなわち，検査前確率がきわめて高い場合を除き，抗核抗体が陰性であればSLEをほぼ除外できると考えてよいが，問題は多種多様な病態，さらには健常者の一部でも抗核抗体が陽性となる点である（表3）．また，抗核抗体が40倍，80倍などの弱陽性で報告されてきた場合でも，抗DNA抗体，抗リボヌクレオプロテイン（RNP）抗体，抗SS-A抗体などの特異抗体が陽性の場合はSLEの可能性が高まり，320倍，640倍と強陽性であっても特異抗体が陰性の場合は偶発的所見のことが多い．

表3 抗核抗体が陽性となる病態

疾患（状態）	抗核抗体陽性率（%）
抗核抗体が診断に有用	
全身性エリテマトーデス	99〜100
全身性硬化症	97
炎症性筋疾患	40〜80
Sjögren 症候群	48〜96
抗核抗体陽性が疾患定義の一部であるもの	
薬剤誘発性ループス	100
混合性結合組織病	100
自己免疫性肝炎	100
抗核抗体が予後判定に有用かもしれないもの	
若年性特発性関節炎	20〜50
抗リン脂質抗体症候群	40〜50
Raynaud 現象	20〜60
抗核抗体測定が有用ではないもの	
皮膚型ループス	5〜25
線維筋痛症	15〜25
関節リウマチ	30〜50
自己免疫疾患患者の血縁者	5〜25
多発性硬化症	25
特発性血小板減少性紫斑病	10〜30
甲状腺疾患	30〜50
シリコンによる豊胸術後	15〜25
感染症・悪性腫瘍	（一定しない）
健常者	
40 倍以上	20〜30
80 倍以上	10〜12
160 倍以上	5
320 倍以上	3

（Kavanaugh A, et al：Guidelines for clinical use of the antinuclear antibody test and tests for specific autoantibodies to nuclear antigens. American College of Pathologists. Arch Pathol Lab Med **124**：71-81, 2000 より改変）

■ 除外すべき疾患

　SLE の診断にあたって除外が必要な「非＝膠原病」の種類は多くないが，パルボウイルス B19 感染症や急性 HIV 感染症，あるいは（肺外）結核が問題になることがある．薬剤誘発性ループスを起こしうる薬剤として，表4 のようなものが挙げられる．ヒドララジン，プロカインアミドといった高リスクの薬剤が連用される機会は減ってきたが，イソニアジドは結核治療の中心的薬剤であり，サラゾスルファピリジンを含めたサルファ剤はいまだ長期間使用する機会があるので注意を要する．

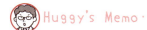

*4 急を要する臓器障害がある初診患者において，時として抗核抗体の結果より先に治療を開始することはある．最終的には分類基準を満たすものの，治療開始の時点では満たしていなかった，という場合もしばしばある．（間接）蛍光抗体法での抗核抗体は 80 倍，160 倍……と希釈系列における倍数で報告される．一方で抗 DNA 抗体，抗 RNP 抗体，抗 Sm 抗体，抗 SS-A 抗体，抗 SS-B 抗体などは酵素免疫測定（EIA）法での測定結果（数値）が報告される．

表4 薬剤誘発性ループスの起因薬剤

	確定的	可能性あり	報告あり
高リスク	ヒドララジン プロカインアミド		
中等度リスク	キニジン イソニアジド	サラゾスルファピリジン	
低リスク	メチルドパ クロルプロマジン	プロピルチオウラシル ペニシラミン	カプトプリル

(Araújo-Fernández S, et al：Drug-induced lupus；Including anti-tumour necrosis factor and interferon induced. Lupus 23：545-553, 2014 より改変)

ロジック SLE の診断プロセス

Step 1 SLE を疑う

特徴的な皮疹，関節炎，糸球体腎炎（蛋白尿，尿沈渣に顆粒円柱，赤血球円柱が出現），血小板減少症（「特発性血小板減少性紫斑病」の既往），白血球減少症，リンパ球減少症，溶血性貧血，漿膜炎，繰り返す有痛性リンパ節炎（「菊池病」の既往），無菌性膀胱炎，繰り返す腹痛症

Step 2 SLE を追い詰める

抗核抗体，抗 DNA 抗体，抗 RNP 抗体，抗 Sm 抗体，抗リン脂質抗体［抗カルジオリピン IgG 抗体，ループスアンチコアグラント（希釈ラッセル蛇毒法），β_2GP I 依存性抗カルジオリピン抗体］，抗 SS-A 抗体，抗 SS-B 抗体，補体（CH50，C3，C4）[*5]

Step 3 SLE 以外の病態を除外する

パルボウイルス B19 感染症，伝染性単核球症，急性 HIV 感染症，結核，薬剤性ループス

Huggy's Memo

[*5] 初診時に必要な評価であるが，抗 RNP 抗体，抗 Sm 抗体，抗 SS-A 抗体，抗 SS-B 抗体を同時測定すると 3 項目までしか算定されない（抗 DNA 抗体は別途）．ループスアンチコアグラントは希釈ラッセル蛇毒法（diluted Russell's viper venom time）は保険適用で，中和法での測定は自費扱いとなる．補体は CH50，C3，C4 の 3 項目を同時測定すると査定される．

SLEの治療

　SLEによる個々の臓器障害（ループス腎炎など）の治療は近年長足の進歩を遂げているが，本章では詳述しない．

　重篤臓器障害の治療が一段落し，無事退院した後のSLE外来治療の原則は，① 悪化させないための生活指導を行う，② 悪化は速やかに覚知して治療強化する，③ 薬剤は減量して副反応を最小限にする，の3つである．

　紫外線への曝露はUV-A，UV-BともSLEの悪化と関連しているため，小まめな（3時間ごと）UVカットのクリーム塗布による紫外線予防を指導する[*6]．万が一喫煙していれば，禁煙は必須である．悪化の一因として，内服アドヒアランス不良は無視できない．明示的に「きちんと薬を内服し生活指導を守っていれば，通常の生活を送ることが可能なうえ，内服薬の種類や数も最小限に減らすことができる」旨を伝える．薬剤副反応のうち，ステロイド長期内服に伴うものが問題となる頻度が高い．プレドニゾロン5 mg/日未満を目標として可能な限り減量し，中止も考慮したい．

炎症性筋疾患

炎症性筋疾患の診断のポイント

　自己免疫的な機序で筋肉（主に横紋筋）に炎症が起きる一群の疾患を炎症性筋疾患（idiopathic inflammatory myopathies：IIM）と総称する．

　以前は「皮膚筋炎（dermatomyositis：DM）」「多発筋炎（polymyositis：PM）」[*7]に大別されていたが，近年では炎症性筋疾患に伴う多様な自己抗体の出現が確認されており，自己抗体ごとの症候の差異が注目されている（表5）．抗核抗体症候群に含めたが，蛍光抗体法による抗核抗体の陽性率は40〜80％とばらつく．

　臨床症状として，近位筋の脱力に伴う症状（「階段を昇ることが困難」「荷物を頭上に運べない」など）があれば鑑別診断に挙げることは容易と思われる．一方で，筋肉の罹患がわずかでありながら，特徴的な皮膚所見のみの場合（いわゆる"amyopathic"/"oligo-myopathic" DMと称されるもの），あるいは筋以外の臓器障害（例えば間質性肺炎）が目立つ場合には診断に苦慮することがある．また，間質性肺炎が急速進行性の場合，表5の自己抗体の結果を待たずに強力な治療に踏み切らざるを得ず，皮膚科のサポートなしでは困難かもしれない．

　また，体幹部の筋力低下が急速に進行し，嚥下に問題が生じたり，筋原性の呼吸不全をきたすケースも稀に経験する[*8]．

Huggy's Memo

[*6] 可能ならサンプルが診察室に用意されているとよいと思う．
[*7] リウマチ科医はpolymyositisを「多発性筋炎」と呼んできたが，神経内科医から"poly"は同時多発，"multiple"は時間的・空間的多発を指すので，「多発（poly-）」と「多発性（multiple）」は異なる，との指摘を受けた．ごもっともなので「多発筋炎」を採用する．
[*8] 若年男性の精巣腫瘍に併発した炎症性筋疾患でCKの顕著な上昇（100,000 IU/L以上）とともに呼吸不全をきたしした自験例がある．また　心筋・呼吸筋障害の合併頻度が高い「抗ミトコンドリア抗体陽性筋炎」は近年のトピックである．

表5 炎症性筋疾患の自己抗体

抗MDA-5抗体は，治療抵抗性間質性肺炎や皮膚の潰瘍性病変との関連で注目されている．抗SRP抗体・抗HMGCR抗体は，病理像で炎症細胞の浸潤に乏しい壊死性筋症との関連が明らかになりつつある．スタチンが阻害する酵素がHMGCRであることと併せて興味深い．

自己抗体	臨床像	炎症性筋疾患における頻度
抗ARS抗体 （抗Jo-1抗体を含む）	機械工の手，関節炎，Raynaud現象，間質性肺炎，筋炎，発熱	30〜40% （抗Jo-1抗体が最多）
抗MDA-5抗体	治療抵抗性間質性肺炎，皮膚潰瘍	CADMの50〜73%
抗Mi-2抗体	典型的な皮膚筋炎の皮疹	10%未満
抗TIF1-γ抗体	悪性腫瘍との関連	13〜21%
抗SRP抗体	壊死性筋症（病理組織で炎症細胞浸潤は目立たず，筋線維の壊死像が目立つ）	5〜10%
抗HMGCR抗体	スタチンの内服歴，壊死性筋症，悪性腫瘍との関連	10%未満

ARS：aminoacyl tRNA synthetase, CADM：clinically amyopathic dermatomyositis（筋炎所見に乏しい皮膚筋炎），HMGCR：3-hydroxy-3-methylglutaryl-CoA reductase, MDA：melanoma differentiation-associated gene, SRP：single recognition particle, TIF：transcriptional intermediary factor.
抗Jo-1抗体はヒスチジルt-RNAを，抗Mi-2抗体はヘリカーゼ(Mi-2α/2β)を抗原とする抗体．
(Ernste FC, et al：Idiopathic inflammatory myopathies；Current trends in pathogenesis, clinical features, and up-to-date treatment recommendations. Mayo Clin Proc **88**：83-105, 2013/Betteridge ZE, et al：Novel autoantibodies and clinical phenotypes in adult and juvenile myositis. Arthritis Res Ther **13**：209, 2011 より改変)

> **ロジック** 間質性肺炎，まずは手を診よう．
> ・爪周囲紅斑，Gottron徴候 ➡ 皮膚筋炎（DM）
> ・爪上皮延長，皮膚硬化 ➡ 全身性硬化症（SSc）

炎症性筋疾患の特徴として筋逸脱酵素(creatinine kinase：CK)の上昇が認められる．そのほかにもCK上昇をきたす疾患(状態)で頻度の高いものとして，甲状腺機能低下症，アルコール多飲，薬剤性(スタチン，フィブラート系薬剤，コルヒチン，ヒドロキシクロロキン，アミオダロンなど)などが挙げられる．熱中症，行軍ミオグロビン尿症による横紋筋融解症は病歴から明らかなことがほとんどと思われる．

封入体筋炎は筋肉の炎症と変性が混在し，ほかの炎症性筋疾患と病態生理の面で大きく異なるほか，ステロイド・免疫抑制薬不応性であるため慎重に「除外する」必要がある．そのほか，旋毛虫症(trichinosis，著明な好酸球増多症を伴うことが多い)，筋ジストロフィー(肩甲肢帯型)，代謝性筋症(ミトコンドリア筋症，糖原病など)，ほかの膠原病による筋障害も問題になりうるが，これらの鑑別は炎症性筋疾患の確定診断と併せて専門施設に任せてよい．

炎症性筋疾患の診断プロセス

ロジック

Step 1　炎症性筋疾患を疑う
近位筋優位の筋力低下，特徴的な皮疹，関節炎，間質性肺炎

Step 2　炎症性筋疾患を追い詰める
抗核抗体，筋逸脱酵素（CK，アルドラーゼ），抗アミノアシルtRNA合成酵素（ARS）抗体，抗Jo-1抗体，抗SS-A抗体

Step 3　炎症性筋疾患以外の病態を除外する
甲状腺機能低下症，アルコール性，薬剤性など

血管炎

血管炎の3分類と診断のポイント

　血管炎は，血管を主座とした慢性炎症による全身性炎症や，血管の途絶・破綻による症状を特徴とする疾患群である．

　罹患血管の太さによって，「大型血管炎」「中型血管炎」「小型血管炎」の大きく3種類に分類される（表6）[*9]．これは，罹患する血管の太さによってどのような臨床症状が前景に立つかが決定されることからも，臨床的に有用な分類であると言える．

　例えば大型血管炎において，大血管とその主要分枝が侵されている場合，血管が途絶・破綻するまで時間がかかる．必然的に，初期症状は全身の炎症による「局在のはっきりしない」症状となることが多く，血管炎の診断が念頭になければ容易に見逃される．

　一方，小型血管が主に侵される抗好中球細胞質抗体（anti-neutrophil cytoplasma antibody：ANCA）関連血管炎の場合，皮膚の浅い層の血管が破綻し，触知可能な紫斑（palpable purpura）を形成したり，腎臓の糸球体の輸入・輸出細動脈が罹患して糸球体腎炎を引き起こしたり，肺胞に行く毛細血管が破綻して肺胞出血を引き起こすこともある（表7）．

Huggy's Memo

[*9] ある血管炎症候群が特定の太さの血管に炎症を起こす理由は，血管はその太さによって血管壁の構造が異なるためである．Hoffman GS, et al：Vasculitis；Determinants of disease patterns. Nat Rev Rheumatol **10**：454-462, 2014 参照．

表6 血管炎の種類［Chapel-Hill Consensus Conference（CHCC）による分類］

個々の血管炎（症候群）を定義した分類であり，いわゆる「診断（分類）基準」として意図されたものではない．日本語訳名は厚生労働省 難治性血管炎に関する調査研究班による「CHCC2012 血管炎分類の日本語訳」に準拠した（http://www.vas-mhlw.org/pdf/results/chcc2012.pdf）．

① 大型血管炎
- 高安動脈炎
- 巨細胞性動脈炎

② 中型血管炎
- 結節性多発動脈炎
- 川崎病

③ 小型血管炎
- 抗好中球細胞質抗体（ANCA）関連血管炎
- 顕微鏡的多発血管炎
- 多発血管炎性肉芽腫症（Wegener 肉芽腫症）
- 好酸球性多発血管炎性肉芽腫症（Churg-Strauss 症候群）
- 抗糸球体基底膜抗体病（抗 GBM 病）
- 免疫複合体性小型血管炎
- クリオグロブリン血症性血管炎
- IgA 血管炎（Henoch-Schönlein 紫斑病）
- 低補体血症性蕁麻疹様血管炎（抗 C1q 血管炎）

④ 多彩な血管を侵す血管炎
- Behçet 病
- Cogan 症候群

⑤ 単一臓器血管炎
- 皮膚白血球破砕性血管炎
- 皮膚動脈炎
- 原発性中枢神経系血管炎
- 限局性大動脈炎
- その他

⑥ 全身性疾患関連血管炎
- ループス血管炎
- リウマトイド血管炎
- サルコイド血管炎
- その他

⑦ 推定病因を有する血管炎
- C 型肝炎ウイルス関連クリオグロブリン血症性血管炎
- B 型肝炎ウイルス関連血管炎
- 梅毒関連大動脈炎
- 薬剤関連免疫複合体性血管炎
- 薬剤関連 ANCA 関連血管炎
- 癌関連血管炎
- その他

（Jennette JC, et al：2012 revised International Chapel Hill Consensus Conference Nomenclature of Vasculitides. Arthritis Rheum 65：1-11, 2012 より改変）

表7 血管炎の多彩な症状

大型血管炎	中型血管炎	小型血管炎
・間欠性跛行	・皮膚結節	・触知可能な紫斑（palpable purpura）
・血圧の左右不同	・皮膚潰瘍	・小水疱
・脈拍の消失	・網様皮斑，分枝様皮斑（livedo reticularis, livedo racemosa）	・蕁麻疹
・血管駆出性雑音	・指尖部壊死	・糸球体腎炎
・大動脈の拡張	・多発性単神経炎	・肺胞出血
・腎血管性高血圧	・小動脈瘤	・皮膚の血管外壊死性肉芽腫
	・腎血管性高血圧	・爪下線状出血
		・ぶどう膜炎，強膜炎，上強膜炎

［Firestein G, et al（eds）：Kelley and Firestein's Textbook of Rheumatology, 10th ed. p1513, Elsevier, 2016 より改変］

　診断に際して重要なのは，血管に炎症を起こす感染症や腫瘍などの病態を慎重に除外することである．これはその他の膠原病の診断と何ら異なるところはないが，大型血管炎，中型血管炎では血管の「生検」によって診断することは困難である．

血管炎の診断が困難である理由
1) 比較的稀な疾患群で，血管の炎症・狭窄・破綻に伴う多彩な臨床症状を呈する．
2) 「血管に炎症を起こす他疾患」の除外が困難．
3) 罹患血管の径や部位，患者の全身状態によっては，生検による診断が困難．

大型血管炎

高安動脈炎と巨細胞性動脈炎が大型血管炎のカテゴリーに分類される．表6に示したChapel-Hill Consensus Conference(CHCC)による分類では，発症年齢だけで高安動脈炎（多くは50歳未満で発症）と巨細胞性動脈炎（50歳以上で発症）を区別しており，大動脈とその主要分枝に慢性炎症を起こす，1つのスペクトラムに属する疾患とされている[*10]．

臓器内（筋，神経，腎，皮膚など）の血管が中型または小型血管であり，それより中枢（心臓より臓器に至る血管と分枝）が大型血管と定義されている[*11]．

■高安動脈炎

> **症例1　技師のファインプレーを……**
> 【患者】35歳女性
> 【病歴】橋本病について内科受療中．今回の当科受診1年前，甲状腺超音波検査によるフォローを受けた際，検査技師が内頸動脈の内膜〜中膜の肥厚に気づいた．しかし，動脈硬化症のリスク因子を有していなかったため，外来医はそれ以上の精査を行わなかった．その後，微熱や全身倦怠感，頸部痛などが出現したが，橋本病のためとされた．
> 　受診1カ月前より眼前暗黒感などの症状が出現するようになり，頸動脈超音波検査の再検で明らかな壁肥厚の悪化が認められた．頸部〜胸部MR angiographyで，大動脈主要分枝の狭窄，ならびに狭窄後拡張像が認められ，高安動脈炎と診断された(図3)．

高安動脈炎は，大動脈ならびに主要分枝の慢性炎症が中心となるため，本邦の若年者で「持続する微熱や全身倦怠感」の鑑別診断として重要である．炎症反応が持続陽性であることが多いが，時折，ESR・CRPともに基準範囲内で推移している症例や，炎症反応が「間欠的に」陽性である症例も経験することがある．

最終診断は「高安動脈炎として矛盾しない臨床像」ならびに「画像所見」によるしかなく，プライマリ・ケアの場で確定することは困難（かつ不要）である(表8)．

「疑う」にあたっては，微熱や全身倦怠感，頸部痛の持続する若年者に対して，頸部ならびに鎖骨下に聴診器をあて，"bruit"が聴取されるかどうかに集中するとよい．

ロジック 微熱が続く若年女性 ➡ 頸部に聴診器を！

Huggy's Memo

[*10] しかし，大血管炎の病理診断に関するステートメントにおいては，高安動脈炎と巨細胞性動脈炎は病理像が異なる（GCAは血管内腔側の内膜の半分に炎症が最も強く，外膜の炎症は弱く，肉芽腫は認めないが，類上皮細胞や巨細胞は認める．高安動脈炎は外膜側の炎症も強く，肉芽腫がある）とされている(Stone JR, et al：Consensus statement on surgical pathology of the aorta from the Society for Cardiovascular Pathology and the Association for European Cardiovascular Pathology ; I. Inflammatory diseases. Cardiovasc Pathol 24：267-278, 2015)．また，罹患する血管の分布が異なること（高安動脈炎で側頭動脈の炎症を起こすことは稀）や，生物学的製剤への反応が異なる（高安動脈炎：TNF阻害薬が奏効，巨細胞性動脈炎：抗IL-6受容体抗体が奏効）ことから，筆者は高安動脈炎と巨細胞性動脈炎は異なる疾患であると考えている．発症年齢以外での分類方法が開発されることを期待したい．

[*11] 無数の分枝があるため，大型血管の「分枝」の炎症が臨床像を規定する場合がある．定義上，巨細胞性動脈炎における毛様体動脈，網膜動脈やその分枝の炎症は「中・小型血管の炎症」である．

III. リウマチ・膠原病の診断とマネジメント

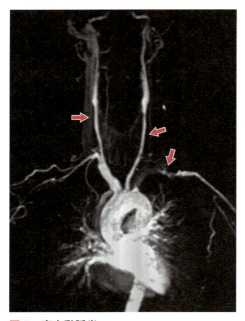

図3 高安動脈炎
MR angiography で左鎖骨下動脈・両側総頸動脈起始部から近位にかけての広範囲な狭窄，ならびに狭窄後拡張を認める．

表8 大型血管炎の鑑別診断

高安動脈炎	感染症
巨細胞性動脈炎	・Salmonella
サルコイドーシス	・梅毒
Behçet 症候群	・結核
Cogan 症候群	・真菌
再発性多発軟骨炎	・Q 熱
強直性脊椎炎	動脈硬化
IgG4 関連疾患	腫瘍
	結合組織疾患
	・Marfan 症候群
	・Ehlers-Danlos 症候群
	線維筋性異形成

■ 巨細胞性動脈炎

症例2　即答すべき診断名は……

【患者】70 歳男性

【病歴】受診1カ月前より食事の際に「顎が痛くなる」ことを自覚していた．歯科で顎関節症と診断され，鎮痛薬と運動療法の処方を受けたが改善しなかった．次いで頭皮全体の疼痛が出現し，38℃ を超える発熱が認められるようになった．受診2日前より右眼の視野全体が「くもったような感じ」となった．全身の疼痛も出現したため来院．巨細胞性動脈炎による視力障害の疑いで緊急入院した．
側頭動脈の怒張が容易に視認され，入院当日よりステロイドパルスによる治療が開始された．入院3日目に施行された側頭動脈生検で，巨細胞性動脈炎の診断が確定した(図4)．

　巨細胞性動脈炎は，胸部大動脈から眼動脈に至る大～中型血管に慢性炎症を起こす疾患である．白人に多く（>17 例/10 万人），アジア人に少ないとされており，かつて本邦からは 1.47 例/10 万人という非常に低い有病率が報告されている[ii]．
　最も懸念すべき合併症は視力・視野障害であり，その90%は後毛様体動脈（眼動脈の分枝）の閉塞による前部虚血性視神経症（anterior ischemic optic neuropathy：AION）である[*12]．リウマチ性多発筋痛症との併存がよく知られており，過去の報告ではリウマチ

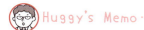Huggy's Memo

[*12] 残り10%は網膜中心動脈閉塞症 central retinal artery occlusion(CRAO)によるもので，視力予後はきわめて不良．

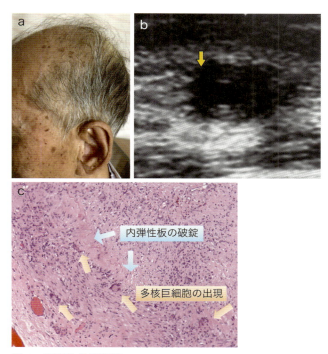

図4　巨細胞性動脈炎
a：浅側頭動脈（前頭枝・頭頂枝）の怒張が認められる．
b：血管超音波検査でDark Halo（矢印）を伴う壁肥厚が確認された．
c：側頭動脈の病理標本では多数の多核巨細胞・内弾性板の破綻を認め，巨細胞性動脈炎に合致する所見であった［ヘマトキシリン・エオジン（HE）染色100倍］．

性多発筋痛症患者の約20％に巨細胞性動脈炎が，巨細胞性動脈炎の約50％にリウマチ性多発筋痛症が合併するとされている．高齢者の不明熱の原因として重要な疾患でもあり，悪寒・戦慄を伴うこともある[*13]．

「疑う」ポイントは，高齢発症の新規頭痛［頭皮痛（scalp pain）：「髪の毛をくしでとかすと痛い」，側頭動脈の圧痛］に加えて，顎跛行（jaw claudication）［陽性尤度比4.2（2.8〜6.2）］，複視［陽性尤度比3.4（1.3〜8.6）］などの病歴である[*14]．一過性黒内障（amaurosis fugax）は原因の如何にかかわらず専門医療機関への紹介を要する．もし，「典型的な」病

Huggy's Memo

[*13] Salvarani C, et al：Polymyalgia rheumatica and giant-cell arteritis. Lancet **372**：234-245, 2008
文献ⅱ）の著者らによる少し古い総説．Dr. Hunderは，筆者の師匠によると「とってもよい人」とのことで，第7章「ステロイドの使い方」でも，「読んで『心が温まる』不思議な論文」として以下を引用した（Hunder GG, et al：Daily and alternate-day corticosteroid regimens in treatment of giant cell arteritis ; comparison in a prospective study. Ann Intern Med **82**：613-618, 1975）．

[*14] しばしば引用される『JAMA』のRational Clinical Examinationシリーズの1つ，Smetana GW, et al：Does this patient have temporal arteritis? JAMA **287**：92-101, 2002より．顎跛行は，巨細胞性動脈炎の診断以外で見かけない病歴の1つだが，上顎動脈（maxillary artery）の炎症性狭窄による咬筋の虚血による症状である．「咀嚼しているうちに痛くなってくる」のが特徴で，「開口そのものに制限がある」顎関節症とは異なるが，病歴のみでの鑑別は困難なこともある．

III. リウマチ・膠原病の診断とマネジメント

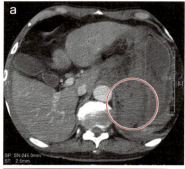
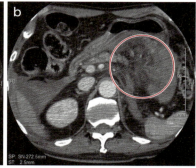
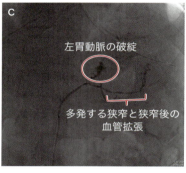

図5 結節性多発動脈炎
a, b：腹部CTで管腔外出血が認められた．
c：腹部血管造影検査で左胃動脈の破綻，並びに脾動脈に多発する狭窄と狭窄後拡張を認める．

歴と身体診察所見，炎症反応の上昇が確認された場合，専門医療機関を受診するまでの期間にプレドニゾロン30～60 mg/日による治療を開始してもよい．

> **ロジック** 噛むと痛くなる・頭皮が痛い高齢者の「眼のかすみ」
> ➡ Medical Emergency !

中型血管炎

■結節性多発動脈炎

> **症例3** **危険な睾丸痛**
> 【患者】55歳男性
> 【病歴】約1カ月持続する原因不明の発熱の精査目的で入院した．システムレビューで，大腿の筋肉痛と短期持続する睾丸痛（左右一定していない）があることが判明したが，身体診察上は炎症の局所症状を認めなかった．入院翌日，激しい腹痛が出現し，腹部CTで管腔外からの出血が認められた．緊急に施行された腹部血管造影検査で，左胃動脈の破綻，脾動脈の狭窄ならびに狭窄後拡張の像が認められ，結節性多発動脈炎と診断した（図5）．

結節性多発動脈炎は中型血管炎（臓器内を走行する血管とその分枝）に分類される，本邦の臨床現場では比較的出合う頻度の低い血管炎である．「リウマチ科医の結核」とも呼ばれ，診断に苦慮する場合が多い．

また血管の破綻・閉塞による臓器障害はしばしば急性かつ重篤である．ANCAをは

じめとする自己抗体は陰性であるが，約 1/3 の症例で B 型肝炎(HBV)感染と関連している(HBs 抗原あるいは HBs 抗体が陽性)．

プライマリ・ケアで「結節性多発動脈炎を積極的に疑う」シチュエーションは稀だが，発熱とともに中型血管の虚血による症状(間欠的かつ激しい腹痛，筋肉痛，睾丸痛，四肢末端の疼痛)が認められた場合には専門医療機関への速やかな紹介が望ましい．

睾丸が痛い不明熱
➡ **中型血管炎を想起せよ！**

ANCA 関連血管炎

ANCA 関連血管炎[顕微鏡的多発血管炎(microscopic polyangiitis：MPA)]，多発血管炎性肉芽腫症[granulomatous polyangiitis：GPA(旧名 Wegener 肉芽腫症)]，好酸球性多発血管炎性肉芽腫症[eosinophilic granulomatous polyangiitis：EGPA(旧名 Churg-Strauss 症候群)]は，ANCA が陽性となる一群の血管炎である．

小型血管を炎症の主座とし，① 腎臓の輸入・輸出細動脈レベルで炎症を起こせば糸球体腎炎を，② 肺胞の毛細血管が破綻すれば肺胞出血を，③ 末梢神経の栄養血管が閉塞すれば多発性単神経炎を起こす．ANCA の対応抗原にはミエロペルオキシダーゼ(MPO)とプロテイナーゼ 3(PR3)があり，それぞれの抗体として MPO-ANCA と PR3-ANCA が存在する．陽性となる ANCA の種類によって臨床症状や治療反応性(PR3-ANCA はしばしば GPA と関連しており，再発率が高い)が異なることが判明している．また，欧州と本邦では陽性となる ANCA の種類・最終診断名が異なり，本邦では高齢者における MPO-ANCA 関連 MPA，あるいは腎限局性血管炎が多い[iii]．

ワンクリックで「疑う」ことが可能な血管炎なので，「発熱が遷延する場合に ANCA を測定し，陽性であれば専門医療機関に紹介する」というプラクティスは，本邦でよく見かける(妥当である)．

一方，紹介を受けた側の施設で注意すべきは，「ANCA 陽性＝ANCA 関連血管炎」とは限らない点である．例えば感染性心内膜炎(IE)では，リウマトイド因子，抗核抗体，ANCA が時折陽性化することが知られている．また，塞栓症や二次性血管炎を起こし，時として ANCA 関連血管炎のような病像をとりうる．

IE において ANCA が陽性になるとき，MPO-ANCA と PR3-ANCA がほぼ同率で陽性になるとされている．しかし，中国からの 13 例の検討では，全例で PR3-ANCA が陽性というやや極端な結果が報告されている[iv]．また，ANCA 関連血管炎は "pauci-immune"，すなわち消費性の補体低下を示さないのが原則である．補体は CRP と同様の急性期反応蛋白であり，「炎症があるにもかかわらず補体が全く正常」というのは偽正常化(pseudo-normalization)である．

■ III．リウマチ・膠原病の診断とマネジメント

> **ロジック**　PR3-ANCA が陽性で補体が低値
> ➡ ANCA 関連血管炎より IE の精査を！

全身性硬化症，Sjögren 症候群

その他の血管，上皮の傷害を伴う膠原病

　全身性硬化症（全身性強皮症：SSc）は，自己免疫的な機序によって毛細血管の内皮細胞異常と筋線維芽細胞（myofibroblast）の増生が起こり，血管異常（vasculopathy）と皮膚の線維化に至る疾患である．炎症性筋疾患と同じく，近年さまざまな自己抗体の存在が報告され，自己抗体ごとに臨床像や予後が異なることが知られつつある．プライマリ・ケアの場では，Raynaud 現象（手指の二相性ないし三相性の色調変化）が「疑う」きっかけとなるが，皮膚症状（硬化）の程度と臓器障害の程度は必ずしも一致しない．

　Sjögren 症候群は自己免疫性上皮炎（autoimmune epithelitis）であり，腺症状（乾燥性角結膜炎，唾液腺炎）と腺外症状（肺，腎臓，神経，筋骨格）に大きく分類される．

　プライマリ・ケアの場では，乾燥症状（sicca syndrome）が「疑う」契機となるが，腺外症状として，若年者の脆弱性骨折，多発する腎結石，低カリウム血症（遠位尿細管性アシドーシス），間質性肺炎（特にリンパ球性間質性肺炎），横断性脊髄炎（視神経脊髄炎スペクトラム疾患），後根神経節障害[v]など，多彩なものが知られている．

📕 文献

i）橋本 治：いつまでも若いと思うなよ．新潮社，2015
ii）Salvarani C, et al：Clinical features of polymyalgia rheumatica and giant cell arteritis. Nat Rev Rheumatol **8**：509-521, 2012
　本邦の有病率 ➡ Kobayashi S, et al：Clinical and epidemiologic analysis of giant cell（temporal）arteritis from a nationwide survey in 1998 in Japan；The first government-supported nationwide survey. Arthritis Rheum **49**：594-598, 2003
iii）Sada KE, et al：Classification and characteristics of Japanese patients with antineutrophil cytoplasmic antibody-associated vasculitis in a nationwide, prospective, inception cohort study. Arthritis Res Ther **16**：R101, 2014
iv）Langlois V, et al：Antineutrophil cytoplasmic antibodies associated with infective endocarditis. Medicine（Baltimore）**95**：e2564, 2016 ならびに Ying CM, et al：Infective endocarditis with antineutrophil cytoplasmic antibody；report of 13 cases and literature review. PLoS One 9：e89777, 2014 より
v）Chad DA, et al：Case records of the Massachusetts General Hospital. Case 14-2011. A woman with asymmetric sensory loss and paresthesias. N Engl J Med **364**：1856-1865, 2011
　"sensory neuronopathy（sensory dorsal ganglionopathy）" についてのよいレビューになっている．

11 全身の痛みへのアプローチとマネジメント

III. リウマチ・膠原病の診断とマネジメント

Do Not Miss!
- ☑「全身の痛み」を訴える患者に遭遇したら，まず患者の年齢ごとに，あえて簡略化した鑑別診断を考える．
- ☑ 続いて，実際にその「全身の痛み」が解剖学的にどの部位に局在しているか考えながら問診・診察を行う(＝痛みを因数分解する)．
- ☑ それと並行して除外診断を行う．
- ☑ 常に「SPRFサイクル」を意識し，診断をつけた後もフォローを怠らない．

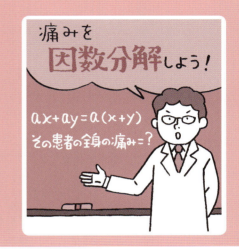

「全身の痛み」に遭遇したら

痛みを因数分解しよう！

　問診票の「主訴」欄(今日はどのようなことにお困りでご来院ですか？)に「全身が痛い」と書いてあった場合，あなたはどのように感じるだろうか．主訴から鑑別診断が挙がらず，その後の問診・身体診察の流れをイメージしづらい場合，内科医は問診票の記載に"不安をかき立てられる"(少なくとも筆者の場合)ように思うので，以下のように簡略化したい．

> **ロジック** 全身の痛み＝若者はパルボかDGI，高齢者はPMRか菌血症(occult bacteremia)
> ※「パルボ」はパルボウイルスB19感染症，「DGI」は播種性淋菌感染症(disseminated gonococcus infection)，そして「PMR」はリウマチ性多発筋痛症(polymyalgia rheumatica)をさす．

　無論，実際に診察してみたところ(極端な場合には診察室に入ってきた瞬間)鑑別診断の方向性が全く変わってしまうことはありうるのだが，まずは上記の鑑別を挙げることで外来医の心理的負担は軽減すると思う．
　続いて，実際にその「全身の痛み」が解剖学的にどの部位に局在しているかということ

Huggy's Memo
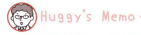 捉えどころのない訴えを，基本に忠実に，アプローチ可能な形に翻案しよう！

を考えながら問診・診察を行う(＝痛みを因数分解する). その"実際"についてはこれまでの章に詳述してきたとおりである. そして, それと並行して除外診断を行う. 感染症(高齢者の菌血症や, 若年者のウイルス性関節炎など), 内分泌疾患については病歴が鍵になることもあるが, しばしば「念のために行った」検査で診断がつく.

暫定的に診断がつき, 治療閾値を超えた後であっても, 後から診断名を再検討する必要が出てくることもある. 当初「リウマチ性多発筋痛症(PMR)」として治療を開始したものの, 診療経過で末梢関節炎が目立ってきたため「血清陰性(seronegative)・高齢発症(late-onset)関節リウマチ」と診断を改めざるを得ない場合などがそうである.

第1章「リウマチ・膠原病診療の考え方」(→2ページ)で強調したとおり, リウマチ科的な診断は「フォローする」ところまで含めて完結する[*1].

「SPRFサイクル」を再掲する.

> **ロジック** 必ずリウマチ・膠原病診療の4ステップ("SPRF")で進める.
>
> **Step 1 疑う(Suspect)**
> 患者の症状・徴候が, ある特定の膠原病(血管炎, SLEなど)の可能性を示唆していることを認識する.
>
> ↓
>
> **Step 2 迫る(Pursue)**
> その膠原病に特異的な検査所見の有無を探し, 適切な病理検体を採取する.
>
> ↓
>
> **Step 3 除外する(Rule out)**
> その膠原病に似た病状を呈する諸疾患の可能性を検索・除外する.
>
> ↓
>
> **Step 4 フォローする(Follow up)**
> 治療経過でその膠原病の臨床経過として矛盾はないか, 観察・フォローする.

「全身の痛み」の鑑別診断

1. リウマチ性多発筋痛症（PMR）：炎症の主座は滑液包

> **症例1** 痛くて寝返りもうてない
> 【患者】75歳女性
> 【病歴】高血圧症・骨粗鬆症について受療中．
>   受診2カ月半前，家族でハイキングに行った．それほど無理をした自覚はなかったが，翌朝から両肩・臀部の疼痛が出現し，1カ月前には布団からの起き上がり，寝返りも困難となった．午前中に2時間ほど，全身の動かしにくさ（こわばり）があり，着替えなどに夫の介助が必要であった．食欲低下もあり，体重は1カ月で3 kg減った．
>   かかりつけ医で消炎鎮痛薬を処方されたが改善せず，当科を紹介受診した．

■PMRの特徴

PMRは，典型的には65歳以上の高齢者に発症する「全身の痛み」を特徴とする．

比較的急性発症で，患者の多くは発症日を特定することが可能であり，発症前日に普段より身体を動かした，あるいはけがをしたという病歴が得られることもある．欧米では巨細胞性動脈炎の患者の約50％にPMRを合併するとされているが，本邦では合併率はより低いと想定されている[*2]．

PMRは高齢発症関節リウマチ（late-onset rheumatoid arthritis：LORA），あるいは結晶性関節炎［特にピロリン酸カルシウム結晶（CPPD）沈着症候群］との鑑別が困難なことがあるが，近年の画像診断技術の進歩によって，その本態が明らかになりつつある．

> **PMR＝高齢発症・特発性・亜急性・非びらん性・多発・滑液包炎**
> ※これは近年得られた以下の知見によるものである．
>   a) 全身MRIの所見を比較すると，LORAでは末梢関節の滑膜炎所見が目立つ一方で，PMRでは肩峰下・大転子・坐骨結節などの滑液包に炎症所見が認められる傾向にあった[*3]．
>   b) FDG-PETでも肩峰下・大転子・坐骨結節などの滑液包にFDGの集積が認められた[*4]．

疾患名に引きずられがちだがPMRは筋肉や筋膜の障害ではない．1979年のBirdの分類基準には「両側上腕部筋の圧痛」と項目に入っているが，三角筋下滑液包炎を反映しているものと思われる．

2012年のPMR分類基準には，肩・股関節周囲の超音波所見（三角筋下滑液包炎・上腕二頭筋腱鞘滑膜炎・肩関節滑膜炎，股関節滑膜炎・大転子滑液包炎）が項目として挙

Huggy's Memo

[*1] 筆者自身が学生だった頃と比較して，圧倒的に良質のケースカンファレンスが日本の各地で開催されている．また，カンファレンス内容が書籍化されており，筆者もそのいくつかに目を通して学ぶことが多かった．そのこと自体はよいのだが，そのようなケースカンファレンスに早期曝露された医学生や初期研修医が，「診断」と「治療」が（ある瞬間・時点をもって）截然と分けられるかのように考えている場合がある．例えば，「僕は診断（臨床推論）に興味があるけれど，治療には興味がないんです」という意味のことを公言する者もいる．答えのあるパズルを解くことに慣れすぎると，本来「一意解のない」臨床に，医師が「答えを与える」ことが仕事であるかのような誤解をしてしまいそうだ．

[*2] PET-CTを含めた画像診断技術の進歩によって，巨細胞性動脈炎の患者に"subclinicalな"PMRの所見が見つかることはありうるが，臨床上のマネジメントはその所見の有無によって変わらないと思う．

げられているが(両側性であることが重視されている),分類基準作成時の検討では,超音波所見のみでは PMR と LORA の鑑別は困難であった.また,PMR はステロイド治療への反応が良好であることは臨床的にしばしば実感されるが,これもその際の検討で,「ステロイド反応性が良好か否か」は PMR 分類基準の項目として採択できないとされている[*5].

■PMR の検査所見

検査所見では,ESR および CRP の上昇,特に「CRP に比して ESR の上昇が目立つ」とされるが,炎症反応の上昇自体は非特異的な所見であり PMR と他疾患を鑑別するものではない.また,CRP の上昇が顕著な PMR,ESR 正常の PMR はいずれも存在する.特に治療過程(ステロイド減量中)の PMR 再燃は,ESR・CRP 両方とも正常のことがある.ステロイド減量過程で患者が「以前のような痛みが再発した」と訴えた場合,炎症反応が陰性であるからといって PMR 再燃を否定してはならない.再発した痛みの部位・性状が「滑液包炎」に合致するかどうか,診察所見から鑑別すること[第 2 章「関節症状へのアプローチ」(→8 ページ),第 3 章「関節・筋骨格・軟部組織の診察」(→15 ページ)参照.具体的には肩について Neer テストと Hawkins テスト,股関節周囲について大転子滑液包と坐骨結節滑液包の圧痛を確認するだけで十分なことが多い].

PMR 診断に最も重要な検査は,「血液培養 2 セット」であることをここで再確認したい.

■PMR の治療

治療は経口プレドニゾロン 15 mg/日で開始し,その後減量していくのが一般的である.英国リウマチ学会(British Society of Rheumatology)のガイドラインが,診断で陥りがちな pitfall やステロイド治療の実際などを明記していて,それが使いやすい[*6].

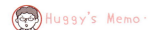Huggy's Memo

[*3] Mackie SL, et al : Whole-body MRI of patients with polymyalgia rheumatica identifies a distinct subset with complete patient-reported response to glucocorticoids. Ann Rheum Dis 74 : 2188-2192, 2015.
本論文の趣旨は「PMR と臨床診断された患者群にも全身 MRI で精査してみるとさまざまな亜型があり,ステロイド反応性が異なる」ということだが,もともと「RA と PMR の炎症の局在パターンは異なる」という仮説を全身 MRI で検証している過程で得られた知見であるらしい.論文の補遺まで読んでも,1 回の全身 MRI 撮影にかかった時間は不明.

[*4] Yamashita H, et al : Whole-body fluorodeoxyglucose positron emission tomography/computed tomography in patients with active polymyalgia rheumatica ; Evidence for distinctive bursitis and large-vessel vasculitis. Mod Rheumatol 22 : 705-711, 2012.
本邦からの報告.FDG-PET の報告で注目すべき点は,棘突起への FDG 集積が認められている点で,これは恐らく棘突起間滑液包炎を反映している.PMR 患者が「痛みで寝返りできなくなる」一因はこの滑液包炎だろうか.同著者による和文総説:リウマチ性多発筋痛症における FDG-PET/CT による画像診断の有用性と他の類似疾患との鑑別.[山下裕之:リウマチ性多発筋痛症における FDG-PET/CT による画像診断の有用性と他の類似疾患との鑑別.Clin Rheumatol 26 : 216-223, 2014(https://www.jstage.jst.go.jp/article/cra/26/3/26_216/_pdf)].

[*5] RA とは異なり,PMR の診断遅延が臨床経過に及ぼす影響は十分に検討されていない.当院での個人的経験では,PMR 発症から診断までの期間は最長 5 年であったが,治療開始直後のステロイド反応性は特に他症例とは異ならないように感じた.

[*6] Dasgupta B, et al : BSR and BHPR guidelines for the management of polymyalgia rheumatica. Rheumatology(Oxford) 49 : 186-190, 2010.
サマリーは 5 ページだが,PMR 診療に必要十分と思われることが書き尽くされている.(http://edinburghrheumatologypractice.co.uk/management_of_polymyalgia_rheumatica.pdf)

また，PMRは避けがたく「高齢者に対して長期」のステロイドを使用する疾患であるため，ステロイド性骨粗鬆症の予防・治療はほぼ必須である．PMR治療過程での腰痛症は，新規発症の脊椎圧迫骨折（早期であれば単純X線写真で視認しにくい）の可能性に注意すること．

PMRの治療
経口製剤での治療：
- プレドニゾロン15 mg/日　3週間，その後12.5 mg/日に減量して3週間，次に10 mg/日に減量して4〜6週間，以後4〜8週ごとに1 mg/日ずつ減量する

筋肉注射製剤での治療：
- メチルプレドニゾロン（デポ・メドロール®）120 mg/日　3〜4週間ごと．その後8〜12週ごとに20 mg/日ずつ減量する

2. 脊椎関節炎

症例2　あちこち痛い
【患者】36歳男性
【病歴】著患を指摘されたことなし．
　1年前から右足関節の腫脹と疼痛あり，その後左足関節，両膝，股関節，腰背部にも痛みが拡大した．腰背部痛は徐々に出現しており，安静時に強く，体を動かしているとやや緩和する．2カ月前に近くの整形外科を受診したところ，X線では特に骨に異常はないと言われ，ロキソニン®，ミオナール®，ムコスタ®が処方された．症状は少し改善したが，また増悪し，疼痛のため歩行が困難となり，臥位になるのも辛くなってきたので，当科を受診した．数カ月前から右の踵やアキレス腱も痛くなり，特に起床時に足をつくと踵が痛かった．右3趾や左第4趾ごと腫れあがって痛んだこともある．

■SpAの特徴

　脊椎関節炎（spondyloarthritis：SpA）は，以前は「血清陰性脊椎関節症（seronegative spondyloarthropathy：SNSA）と呼称されていた一群の疾患であり，近年RAに次いで治療のブレークスルーがみられている．そして，これもRAと同じく，治療の成功あるいは失敗を介して病態生理の理解が深まりつつある[7]．

　強直性脊椎炎（ankylosing spondylitis：AS），乾癬性関節炎（psoriatic arthritis：PsA），反応性関節炎（reactive arthritis：ReA），炎症性腸疾患関連脊椎関節炎（inflammatory bowel disease related spondyloarthritis：IBD-SpA），いずれにも分類されない分類不能型脊椎関節炎（undifferentiated spondyloarthritis：USpA）を含む分類が提唱されている．

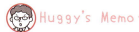

[7] Kehl AS, et al：Review；Enthesitis；New insights into pathogenesis, diagnostic modalities, and treatment. Arthritis Rheumatol 68：312-322, 2016.
RAで期待された効果を上げられなかった薬がSpAでは奏効したり，その逆だったり．「付着部炎」という概念についての総説（必読）．

III. リウマチ・膠原病の診断とマネジメント

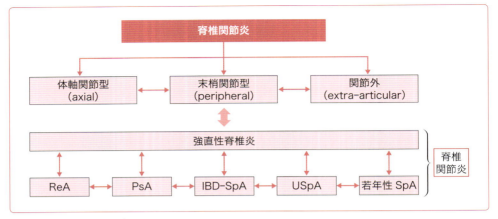

図1　脊椎関節炎の分類
下段では，共通した特徴を有する個々の疾患を「脊椎関節炎」として統合している．この考え方を採用すると，例えば「強直性脊椎炎」と「炎症性腸疾患」はしばしば合併する．
上段では，「脊椎関節炎」という統一概念を「体軸関節」「末梢関節」「関節外」の症状に分類し，各々について分類基準を採用している．この考え方を採用すると，例えば「体軸関節性脊椎関節炎」を対象とした臨床試験を計画することが可能である．
ReA：reactive arthritis, PsA：psoriatic arthritis, IBD-SpA：inflammatory bowel disease related spondyloarthritis, USpA：undifferentiated spondyloarthritis.
[Zeidler H, et al：The Assessment in Spondyloarthritis International Society(ASAS)classification criteria for peripheral spondyloarthritis and for spondyloarthritis in general；The spondyloarthritis concept in progress. Ann Rheum Dis **70**：1-3, 2011 より改変]

また，SpAを統一的にみる立場から，「体軸関節（axial）型」「末梢関節（peripheral）型」と分類する立場もある（図1）．

　RAは「骨びらん・軟骨破壊」を伴う破壊性関節炎である．PMRは関節の構造的破壊を伴わない．これに対するSpAの特徴として，骨びらんを起こす一方で，付着部には「造骨性変化」を起こす［典型的にはASにおける竹様脊椎（bamboo spine）］ことが挙げられる（図2）．また，炎症の主座は，RAにおける滑膜，PMRにおける滑液包ほどクリアカットではなく，SpAを簡潔に表現すると以下のようになる．

 SpA＝特発性・慢性・多発性・びらん・造骨性・付着部炎・腱炎・腱鞘滑膜炎（enthesitis/tedinitis/tenosynovitis）

■SpAが見逃されやすい理由

　RA以上に「臨床診断」が重要な疾患群であり，しばしば見逃されていると想像される．これには以下のような理由が考えられる．
1)「SpA」の疾患概念自体が比較的新しく，特に「AS」との混同から，同疾患は日本人には稀と信じられているため[*8]．
2) リウマトイド因子，抗シトルリン化ペプチド（CCP）抗体など，血液検査結果に診断が反映されないため．RAと同じく，軽症例であれば，ESRやCRPなどの炎症反応

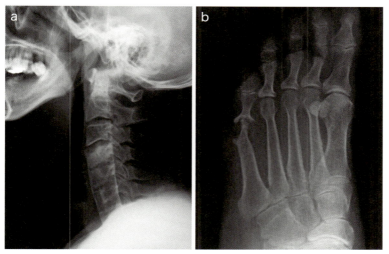

図2　造骨性変化と溶骨性変化（単純X線写真）
脊椎関節炎（SpA：写真の症例はPsA）においては，同一患者で造骨性変化（a：第4〜7頸椎）と溶骨性変化（b：左第5中足骨遠位骨幹端〜骨端）が併存する．

も基準範囲内である．
3) 炎症性腰痛がMRIなどの画像的検索で見つかった軽微な所見（腰椎ヘルニアなど）に帰せられてしまうため．
4) 診断に際して評価しなければならない臓器が多系統（筋骨格，皮膚，眼，腸管など）に及び，また関節症状にしても滑膜炎（狭義の関節炎）のみならず，腱鞘炎と付着部炎を体軸関節および末梢関節の両方で評価しなければならないため．
5) 「あちこち痛い」という主訴で受診することがあり，線維筋痛症や身体表現性障害と容易に混同されるため．

■ 症例へのアプローチ

この症例2では，①「腰背部痛は徐々に出現しており，安静時に強く，体を動かしているとやや緩和する」→ 炎症性腰痛の徴候がある（表1），②「数カ月前から右の踵やアキレス腱も痛くなり，特に起床時に足をつくと踵が痛かった．右第3趾や左第4趾ごと腫れあがって痛んだこともある」→ 付着部炎（足底筋膜炎の特徴的病歴），指趾炎（dactylitis）の徴候がある，ことから，体軸関節・末梢関節を侵す脊椎関節炎に罹患していることが疑われる．

問診後，身体診察によって上記所見を確認し，同時に関節外病変（乾癬，炎症性腸疾患，ぶどう膜炎）を探しにいく．ReAを疑う場合，病歴に応じて，尿中淋菌・クラミジ

Huggy's Memo

*8　「日本AS友の会」のアンケートでは，症状の出現から診断までの平均期間は10年であった．
HLA検査は，本邦では保険適用が移植に限られており，HLA-B27の有無を調べるだけで自費で3万円近くかかる．外来ではなかなか言い出しにくい金額である．HLA-B27の有無が診断に必須というわけではないが，重要な参考所見である．

表1　炎症性腰痛の臨床的特徴

- 発症年齢：45歳未満
- 持続期間：3カ月以上
- 緩徐発症
- 朝のこわばり：30分以上
- 運動によって改善する
- 安静によって改善しない
- 夜半から早朝にかけて疼痛のために目が覚める，起床すると改善する
- 左右が定まらない臀部痛

〔Taurog JD, et al：Ankylosing spondylitis and axial spondyloarthritis. N Engl J Med 374：2563-2574, 2016 より〕

表2　結晶沈着に関連した筋骨格症状

- 急性単関節炎
- 急性多関節炎
- 腱炎
- 付着部炎
- 結晶沈着による結節（tophus）
- 破壊性関節症（destructive arthropathy）
- 慢性炎症性関節炎
- 脊椎の関節炎（spinal arthritis）
- 特殊な変形性関節症（peculiar type of osteoarthritis）
- 手根管症候群

〔Schumacher HR, et al：Gout and other crystal-associated arthropathies. Longo DL, et al (eds)：Harrison's Principles of Internal Medicine, 19th ed, McGraw-Hill Professional, New York, 2015 より改変〕

ア検査などの感染症ワークアップも追加する[*9]．

3．その他（結晶性関節炎，内分泌・代謝疾患，線維筋痛症）

　画像診断技術の向上と自然免疫の理解の深化によって，結晶性関節炎の多彩な臨床像が再認識されつつある（表2）．dual-energy CTでは，尿酸結晶やピロリン酸カルシウム結晶を描出することが可能であり，これまで「血清陰性関節リウマチ」「分類不能型脊椎関節炎」「非特異的腰痛」と呼ばれてきたものが，今後「（結晶陰性）結晶性関節炎」であったと判明する可能性がある[*10]．

Huggy's Memo

[*9] 淋菌同定DNA（SDA法・TaqManPCR）法は，女性の尿検体は保険算定不可という謎仕様．
[*10] Desai MA, et al：Clinical utility of dual-energy CT for evaluation of tophaceous gout. Radiographics 31：1365-1375, 2011.
物理的に穿刺・吸引できない箇所の関節炎が，今後「結晶性であった」と証明される可能性がある．また，RAの大家であるSmolenが総説のなかで「IL-1阻害薬はRAへの臨床効果が他の生物学的製剤に劣るため使われなくなった．しかし，実臨床においてはAnakinraのようなIL-1阻害薬しか効かないRAも存在する」と述べている（Smolen JS, et al：The pathogenesis of rheumatoid arthritis；New insights from old clinical data? Nat Rev Rheumatol 8：235-243, 2012）．それはもしかすると結晶性関節炎なのでは？（Anakinraは本邦未発売のIL-1受容体阻害薬，痛風や成人スティル病，自己炎症症候群の治療薬として再評価されている．）

RA，SpA，PMR いずれとも診断しがたい慢性多関節痛や「全身の痛み」に対して，長期作用型非ステロイド性抗炎症薬(NSAIDs)/シクロオキシナーゼ(COX)-2 阻害薬(セレコキシブ)の定時内服＋コルヒチン定時内服による「治療的診断」を試みてもよい．

どうしても原因がわからない「慢性多関節痛・全身の痛み＋炎症反応の上昇」への処方
- セレコックス® 100 mg 1錠を1日2回，
  または
- ハイペン® 200 mg 1錠を1日2回，
  または
- モービック® 10 mg 1日1錠
    ＋
  コルヒチン 0.5 mg 1錠を1日2回

また，第13章で述べるように甲状腺機能低下症，副甲状腺機能亢進症や糖尿病，副腎機能低下症，ビタミン D 欠乏症などの内分泌・代謝疾患にも，疾患に起因するさまざまな筋骨格症状があり，「全身が痛い」理由となりうる[i]．そのため，一次性線維筋痛症(fibromyalgia syndrome：FMS)は上記の病態すべてが除外されたうえでの診断になる．

FMS は 1990 年の米国リウマチ学会分類基準における「圧痛点」(tender point)が有名だが，2010 年に改訂された分類基準では圧痛点は含まれていない．ただし，新規分類基準は十分に検証されているとは言いがたく，圧痛点の診察は参考になる．

重症の FMS 患者においては，圧痛点以外の部位(例えば前腕の任意の部位)に軽く触れただけでも圧痛が誘発される．混同されがちだが，「圧痛点」で示されている場所は筋肉から腱への移行部(musculotendinous junction)であり，腱付着部ではない．いわゆる「圧痛点」で強い痛みが惹起されるにもかかわらず，それ以外の部分では圧痛の程度が軽い場合には，SpA(による付着部炎)をみている可能性がある．実際，FMS 疑いで紹介を受ける患者の最終診断が SpA で，NSAIDs 定時内服によって「見違えるように」改善した，ということはしばしば経験される．

文献
i) NHK 総合『総合診療医 ドクターG』2015 年 6 月 9 日放送，「体のあちこちが痛い」(千葉大学医学部附属病院 生坂政臣)．

III. リウマチ・膠原病の診断とマネジメント

リウマチ性疾患の緊急事態

> **Do Not Miss！**
> - ☑ リウマチ性疾患の緊急事態は，①臓器障害をきたして救急受診した患者についてリウマチ性疾患・膠原病が鑑別に挙がる場合，②すでに治療中のリウマチ性疾患の患者に臓器障害が出現して救急受診する場合，の2つに大分される．
> - ☑ 患者の状態が重篤であれば，複数の可能性を念頭に置きつつ，診断のためのワークアップと治療を並行して進める．
> - ☑ 診断はつかないが，臓器病変が進行する場合には，「治療的介入が有害になるような疾患」を除外し，治療的介入を開始し，観察するという戦略をとる．

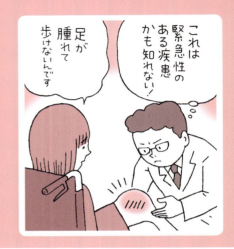

　リウマチ科医が「数秒～分の単位」で意思決定しなければならないシチュエーションは，頻繁ではない．あるとすれば，心血管疾患など，併存する病態による「急変」のときだろうか．リウマチ科医が院内を走ってベッドサイドに駆けつけることはそれほど多くない．

　一方で，「数時間の単位」で意思決定を要することは非常に多い．時間単位での微調整を繰り返すことによって，院内を「走らなくても済むように」するのがリウマチ・膠原病診療であるといえる．

　本章では，リウマチ科医が院内を走らないまでも，少し早足になるような病態について取り上げる[*1]．

診断閾値と治療閾値

リウマチ性疾患における緊急事態とは？

　リウマチ性疾患における緊急事態は，以下の2つに大別できる．

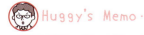

裏タイトル "リウマチ科的"エマージェンシーへの対応

[*1] 本章のテーマをモノグラフで扱った書籍として Khamashta MA, et al (eds)：Autoimmune Diseases — Acute and Complex Situations. Springer, 2011 がある．ただし Kindle 版で購入しても高価．

① 重篤な臓器障害（急性呼吸不全，急性腎不全，中枢神経障害など）をきたして救急受診した患者について，リウマチ性疾患・膠原病が鑑別に挙がる場合．
② すでに診断がついて治療を受けているリウマチ性疾患の患者に新たな臓器障害が出現して救急受診した場合．

心筋梗塞における冠動脈造影，胃潰瘍からの大量吐血における緊急上部消化管内視鏡のような，診断を確定させ，同時に治療的である（経皮的冠動脈形成術，内視鏡下クリッピング止血）検査は，リウマチ性疾患の診療においては残念ながら存在しない．

上記の①の場合，患者の状態が重篤であれば，リウマチ科医の大きな武器である「病歴聴取」もままならず，また臨床像の推移を観察して診断に至る時間的余裕もない．②の場合，治療中の原疾患の再燃か，治療薬（免疫抑制薬など）の副作用か，さらには感染症の併発か，いくつかの可能性を念頭に置きつつ，診断のためのワークアップと治療を並行して進めていかなければならないことがままある．

図1のように考えてみよう．リウマチ性疾患・膠原病の可能性は限りなく低い臨床像においては，例えば自己抗体の検査は「目くらまし」になるだけなので，行わないほうがよい（**カテゴリー1**）．一方で，臓器障害の程度が軽微（あるいは進行が緩徐）であるため，十分に診断を確定させてから治療を開始すればよい場合もある（**カテゴリー2**）．しかし，診断が明らかでないにもかかわらず臓器病変が進行する場合には，「治療的介入が有害になるような疾患」を（時間の許す範囲で）除外し，治療的介入を開始し，反応を注意深く観察するという戦略が採用される（**カテゴリー3**）．この場合，感染症治療と同じく，治療的介入の前に，何を基準にして治療反応性を判断するかを決めておく必要がある．

リウマチ性疾患は「全身を侵す炎症性疾患」であり，臓器特異的マーカーに乏しいため，しばしば「検査値を治療する」結果になりがちである．ある程度まではやむを得ないが，「どのような臓器に起こった，どのような病態を」治療しているか，ということを「知ろうとする努力」を手放してはならない[*2]．

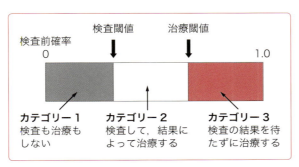

図1　検査閾値と治療閾値

■ III. リウマチ・膠原病の診断とマネジメント

主訴から考えるべき鑑別診断

1.「膝が腫れて歩けない」
（急性単関節炎）

急性の単関節炎は,「十分否定できるまで」化膿性関節炎(septic arthritis)として扱う. 関節リウマチ(RA)患者が,「これまで経験したことのない」単関節の痛みを訴えた場合にも, RA の増悪と片づけてしまうのではなく, まずは化膿性関節炎を疑う. 例えば膝関節の腫脹であれば, 足趾間の白癬の有無など, 細菌の侵入門戸となりうる皮膚病変も探索する.

罹患関節の穿刺を行い, グラム染色・培養（必要に応じて抗酸菌塗抹・培養）に提出する. 罹患関節の炎症が強く, 周囲皮膚にまで発赤が及び, 一見「蜂窩織炎」と区別が困難な場合もある. その場合でも, 身体診察で関節包内の炎症が示唆される場合には, 丁寧な（血液培養検査に準じた）皮膚消毒の後に関節液を穿刺・吸引することはリスク・ベネフィットを考慮すると十分正当化されると筆者は考える[*3]. 関節超音波検査で液体貯留を確認することは, 穿刺手技に際してのメルクマールにもなる.

グラム染色で結晶〔尿酸, ピロリン酸カルシウム(CPPD)〕が目視され, 細菌が見当たらない場合には, ひとまず結晶性関節炎の可能性が大であると判断してよいが, 絶対的基準ではない[*4]. 例えば, 十分な安静と NSAIDs 使用のみで改善するかどうかを観察しつつ, 培養検査が陰性と判明するまでの数日間抗菌薬投与を行うことも, ハイリスクな臨床状況によっては許容される.

関節への細菌の侵入門戸としては, 外傷性・医原性（「不適切な」関節穿刺手技による）のほかに血行性感染の可能性があり, 多発する化膿性関節炎では感染性心内膜炎からの播種性感染の可能性を念頭に置く.

急性の単関節炎は「十分否定できるまで」化膿性関節炎として扱う.

2.「足に潰瘍ができて,痛みのため眠れない」
（血管炎：結節性多発動脈炎）

急性に進行する四肢の潰瘍の鑑別診断として, 結節性多発動脈炎による動脈性潰瘍は重要である. 他の鑑別診断としては, クリオグロブリン血管炎, 血栓性微小血管障害

Huggy's Memo

[*2] 想像力の終わるところから当てずっぽうが始まる.
[*3] これについては異論もありうる. 整形外科医に関節穿刺を依頼し, 皮膚感染症の可能性（感染部位からの関節穿刺は原則禁忌である）を理由に断られる, という経験をされた先生もいらっしゃるかと思う.
[*4] 結晶が認められた関節炎のうち 5％は化膿性関節炎を合併していたとする報告もある(Papanicolas LE, et al：Concomitant septic arthritis in crystal monoarthritis. J Rheumatol **39**：157-160, 2012).

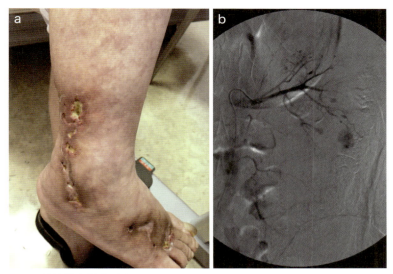

図2 結節性多発動脈炎
a：強い疼痛を伴う多発皮膚潰瘍，分枝様皮斑（livedo racemosa）が認められる．
b：digital subtraction angiography．別の患者で認められた多発腎動脈瘤（破綻部位からの出血〜ショックを契機に診断された）．

（→130ページ），末梢動脈疾患（peripheral artery disease：PAD）の進行像，全身性硬化症による指趾潰瘍（digital ulcer），広範な深部静脈血栓症（有痛性青股腫，Phlegmasia cerulea dolens），カルシフィラキシス，感染性心内膜炎などからの塞栓症，皮膚軟部組織感染症などが挙げられる[*5]．

結節性多発動脈炎で侵される動脈は内臓動脈とその分枝レベルの太さで，破綻や閉塞によって致死的な臓器障害（腹腔内出血を含む）をきたす可能性がある（図2）．また，皮膚潰瘍部分の生検で結節性多発動脈炎による壊死性血管炎像を証明するのはしばしば困難である．

> **ロジック** 急性に進行する四肢末端の潰瘍では，まず結節性多発動脈炎を疑う（B型肝炎ウイルスの感染歴があればより一層）．

3.「風邪症状の後から目が見えなくなった」
（血管炎：巨細胞性動脈炎）

巨細胞性動脈炎（giant cell arteritis：GCA）は，治療の機会を逸すると虚血性視神経症

Huggy's Memo

[*5] 印象的な症例や場面としては，例えば"Out of the blue"（Gibson CJ, et al：Clinical problem-solving. Out of the blue. N Engl J Med 370：1742-1748, 2014），"Digital gangrene"（Poisson J, et al：Images in clinical medicine. Digital gangrene. N Engl J Med 364：e34, 2011），"Ischemic Gangrene"（Shen Z, et al：Images in clinical medicine. Ischemic gangrene. N Engl J Med 363：2651, 2010）などを参照．

による非可逆的な視力障害をもたらす．欧米の文献では高率（約35%）にリウマチ性多発筋痛症を合併するとされ，逆にリウマチ性多発筋痛症の患者の5〜30%に巨細胞性動脈炎を合併するとされているが，本邦からの報告では両者の関連はそれほど自明ではない[*6]．

炎症反応の上昇を伴う高齢者の初発の頭痛は"red flag sign"として（自覚的な視力低下があればなおさら）側頭動脈生検の結果を待たずに，速やかにステロイドによる治療を開始しなければならない（ステロイド治療開始から2週間程度経過しても側頭動脈の病理所見に影響はないとされる）．プライマリ・ケアの場で同疾患を疑った場合には，巨細胞性動脈炎の診断・治療に適した施設を紹介受診するまでの期間，プレドニゾロン30〜60 mg/日程度で治療を開始してよい[*7]．

 巨細胞性動脈炎を疑ったら速やかにプレドニゾロンによる治療を開始する．

4.「発熱とともに多臓器不全と血小板減少が進行する」
[血栓性微小血管障害：thrombotic microangiopathy（TMA）]

遷延する発熱とともに，急速に進行する2臓器以上の不全を認めた際，血栓性血小板減少性紫斑病（thrombotic thrombocytopenic purpura：TTP），劇症型抗リン脂質抗体症候群（catastrophic antiphospholipid syndrome：CAPS），血管炎などが鑑別診断に挙がる．

抗リン脂質抗体症候群（APS）は動脈系・静脈系双方での血栓形成傾向，繰り返す流産歴を臨床的特徴とし，患者血清中に抗リン脂質抗体（抗カルジオリピン抗体，ループスアンチコアグラント，β_2GPⅠ依存性抗カルジオリピン抗体など）が検出される症候群である．近年，APSの近縁疾患として，著明な炎症反応，多臓器不全，急性呼吸促迫症候群（acute respiratory distress syndrome：ARDS）を引き起こし，細小血管での血栓形成を特徴とするCAPSという疾患概念が提唱されている．微小血管障害を特徴とする他疾患［例：TTP，播種性血管内凝固（disseminated intravascular coagulation：DIC），悪性

[*6] 例えば，Imai N, et al：Giant cell arteritis：clinical features of patients visiting a headache clinic in Japan. Intern Med 50：1679-1682, 2011によると，頭痛専門外来を受診し巨細胞性動脈炎と診断された19例のうち，リウマチ性多発筋痛症を合併したのは3例［16%（95%信頼区間0〜32%）］である．しかし，リウマチ性多発筋痛症として分類基準を満たさないまでも，軽微な全身症状を伴う例が多い印象はある．「風邪をひいて診療所を受診し，薬をもらって内服しているうちに右目が見えなくなった」など．また，Fukui S, et al：MMP-3 can distinguish isolated PMR from PMR with GCA：a retrospective study regarding PMR and GCA in Japan. Mod Rheumatol Jul 9：1-26, 2015では，計144例の後ろ向き検討で，PMRにGCAを合併した症例ではPMR単独の症例よりもMMP-3が低い，という，やや直感に反する結果が報告されているが，GCAに合併する「全身症状」がPMR単独例よりも軽微であることの傍証かもしれない．

[*7] ステロイド処方に慣れているのであれば，プレドニゾロン1 mg/kg/日程度の初期量で治療を開始することが望ましいが，外来での処方量として懸念がある場合には，30 mg/日程度でも許容されると思われる．中等量のステロイドによるGCA治療の参考文献は，Les I, et al：Effectiveness and safety of medium-dose prednisone in giant cell arteritis：a retrospective cohort study of 103 patients. Clin Exp Rheumatol 33（2 Suppl 89）：S90-97, 2015

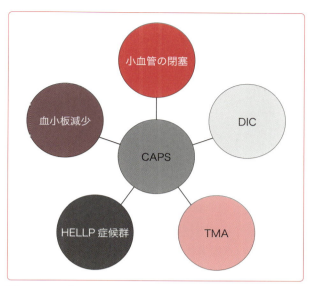

図3　TMA と CAPS
HELLP：hypertension, elevated liver enzyme, low platelet, DIC：disseminated intravascular coagulation, TMA：thrombotic microangiopathy, CAPS：catastrophic antiphospholipid syndrome.
（Merrill JT, et al：Catastrophic antiphospholipid syndrome. Nat Clin Pract Rheumatol **2**：81-89, 2006 より改変）

高血圧］と完全に区別できるものではなく，互いに関連する部分のある概念であると思われる(図3)．"CAPS registry" に登録された症例のうち，他の膠原病に合併しない「いきなり CAPS を発症した」症例が約半数を占めている[i]．

　TTP は，毛細血管内での血小板異常凝集による血小板減少，破砕赤血球の出現と Coombs 試験陰性の溶血性貧血を特徴とし，中枢神経障害，腎障害を伴う症候群である．TTP の病態生理に ADAMTS-13(a disintegrin-like and metalloproteinase with thrombospondin type 1 motifs 13)が関与していることが判明してきている．すなわち，血小板が毛細血管を「裏打ち」するためには von Willebrand 因子(vWF)が適切な長さで切断されることが必要で，その切断酵素が ADAMTS-13 である．ADAMTS-13 活性が何らかの理由で低下したり，ADAMTS-13 に対する自己抗体が出現したりすることによって，vWF が適切な長さで切断されず，血小板が毛細血管レベルで異常凝集することが TTP 病態の一端であるとされる．血液疾患領域の TTP においては，ADAMTS-13 活性の著減が認められることもあるが，リウマチ性疾患(特に SLE)においては ADAMTS-13 活性の著減(0.5%未満)は稀とされる．いずれにしても，測定結果を待たずに「臨床的疑い」の時点で治療開始(特に，早急な血漿交換)が必要である．

　遷延する発熱とともに急速に進行する2臓器以上の不全を認めたら，TTP，CAPS を考える．

5.「歩くと息苦しくなる」
（急性・亜急性間質性肺炎）

多くの膠原病・リウマチ性疾患に間質性肺炎が合併する．特に緊急性をもって対応しなければならないのが，皮膚筋炎に合併する間質性肺疾患である．皮膚症状が前景に立ち，筋障害がほとんどみられない皮膚筋炎（amyopathic DM）に，亜急性に進行するきわめて治療抵抗性の間質性肺疾患が合併しうることが挙げられる．予後不良であり，約70％の患者で呼吸不全から死に至る．間質性肺炎の患者において皮膚筋炎の皮膚所見（→36ページの図4）を見落とさず，可及的速やかにステロイドと免疫抑制薬を併用した強力な治療を開始することが重要である．

全身性硬化症（SSc），混合性結合組織病（MCTD），Sjögren症候群，RA，SLEの各々が間質性肺炎を合併し，患者のADLの低下を引き起こしたり，原疾患のマネジメントを困難にしたりすることは日常臨床でよく経験される．また，RAに対するメトトレキサート，生物学的製剤［TNF阻害薬，抗IL-6受容体抗体（トシリズマブ）など］の使用でニューモシスチス肺炎が合併しうる．高リスク症例では予防を考慮する[*8]．

> **ロジック** 間質性肺炎を診断したら必ず皮膚を見る！
> （特に皮膚筋炎，全身性硬化症の皮膚所見）

6.「急に手足が動かなくなる」「発熱とともに意識障害が起きる」
（中枢神経症状）

■ neuropsychiatric SLE（NPSLE）の中枢神経症状〔いわゆるCNSループス〕

SLEの精神神経症状には中枢神経の炎症（cerebritis），血管炎（CNS vasculitis），さらに自己抗体による神経細胞の直接刺激などの複数のメカニズムが関与していると想定されており，臨床症状もさまざまである．

臨床現場では，①（これまでSLE，APSと診断されたことのない）中枢神経症状を有する患者において，どのようにSLE，APSの診断を確定するか，何をメルクマールに治療を行うか，②すでにSLE，APSと診断されている患者で，どのようにして「原疾患による中枢神経症状である」と確定するか，が問題となる．また，CNSループスは他臓器（腎臓など）におけるSLE活動性と関連なく発症することが知られている．

①，②の場合とも，感染症（例：ヘルペス脳炎・結核性髄膜脳炎など），薬剤性などの可能性を注意深く除外したうえでの「除外診断」となる．しかし，「見切り発車」的なステロイド・免疫抑制薬使用を余儀なくされることもある[*9]．CNSループスの診断が適

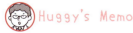

Huggy's Memo

[*8] ステロイド・免疫抑制薬使用下での感染症の詳細については→65ページ参照．
[*9] 印象的なCaseとしてCha JH, et al：Case records of the Massachusetts General Hospital. Case 39-2006. A 24-year-old woman with systemic lupus erythematosus, seizures, and right arm weakness. N Engl J Med **355**：2678-2689, 2006を参照．

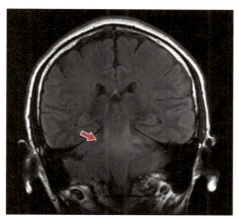

図4 神経Behçet病による急性脳幹病変のMRI FLAIR像（冠状断）

切である場合，シクロホスファミド（パルス）が投与早期から臨床的効果を示すことがある．ステロイドパルスによる治療を行う場合，SLEによる過凝固傾向への懸念から，ヘパリンを併用する場合が多い．

■ 神経Behçet病

Behçet病は繰り返す有痛性口腔内アフタ，陰部潰瘍，皮膚症状，目のぶどう膜炎によって特徴づけられる疾患であるが，特殊病型として中枢神経障害をきたすタイプのものがある．比較的急速な経過（時間〜日のオーダー）で脳幹付近に病変を形成する"attack type"のものは，罹患部位によっては呼吸中枢の抑制に至ることもあり，発熱などBehçet病全般の活動性が高いときには注意深い経過観察を要する（図4）．"attack type"の病態生理は不明なところが多いが，治療としてステロイド投与（重篤な神経病変に対してはステロイドパルス）が行われる．Behçet病に合併する中枢神経症状として，ほかに海綿静脈洞血栓症が知られている．

■ Sjögren症候群による急性横断性脊髄炎

Sjögren症候群の重篤な腺外症状として，急性横断性脊髄炎が知られている．慣用的に「横断性脊髄炎」と呼ばれるが，MRIでは視神経脊髄炎関連疾患（neuromyelitis optica spectrum disorder：NMOSD）の診断基準を満たすような3椎体以上にわたる長さの病変（縦断性？）を認める場合がある．

急性横断性脊髄炎の結果として，障害された神経分節以下における神経障害（脱力や感覚障害，自律神経障害など多様）が生じる．初発症状が「腹痛」などの胃腸症状である場合もあり，神経障害による症状，あるいは発症のトリガーとなるウイルス感染を示唆している可能性がある．

> **ロジック** 中枢神経症状を呈するリウマチ性疾患の代表例：CNSループス，神経Behçet病，Sjögren症候群による急性横断性脊髄炎

"Living with uncertainty"

　リウマチ性疾患における緊急事態の代表的なものについて概観した．十分な確信をもってリウマチ性疾患の診断を確定するためには「時間」が重要であるが，緊急事態時にはその「経過観察する時間」という武器に制限がある．SPRF［Suspect（疑う），Pursue（迫る），Rule out（除外する），Follow up（フォローする）➡ 6 ページ参照］のサイクルを意識しつつ，「何が曖昧になっているかを明確にする」努力の過程こそがリウマチ性疾患の臨床である．

　リウマチ学は曖昧さに満ちあふれている——それを受容せよ（逸名）．
　"*Uncertainty is rife in rheumatology and must be accepted.*"（*Anonymous*）[*10]

緊急時のリウマチ診療では SPRF サイクルを念頭に置きつつ，「曖昧になっているものを明確にする」努力を重ねる．

文献
ⅰ）https://ontocrf.costaisa.com/es/web/caps（最終アクセス 2018 年 1 月）

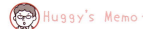

[*10] Paget SA, et al（eds）：Hospital for Special Surgery Manual of Rheumatology and Outpatient Orthopedic Disorders：Diagnosis and Therapy, 5th ed. Lippincott Williams and Wilkins, 2005 からの孫引きである．改訂される様子は全くないが，個人的にこのマニュアルからいろいろ勉強させてもらった．

Ⅲ. リウマチ・膠原病の診断とマネジメント

13 — 内分泌疾患による筋骨格症状

Do Not Miss！
- ☑ リウマチ性疾患・膠原病は基本的に除外診断である．
- ☑ リウマチ性疾患・膠原病を正しく診断するためには，更年期障害，糖尿病，甲状腺機能異常などの除外すべき内分泌疾患の鑑別スキルを身につける必要がある．

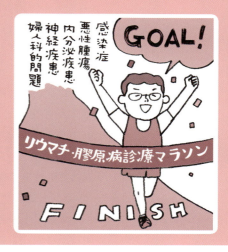

　本書では，リウマチ性疾患・膠原病の診断は，基本的に除外診断であることを強調してきた．関節痛や持続する発熱を主訴に来院した患者が特定のリウマチ性疾患に罹患しているかどうかは，「感染症による症状ではないこと」「未診断の悪性腫瘍による症状ではないこと」「その他の疾患（内分泌疾患など）による症状ではないこと」を確認する過程こそが重要であり，個々の疾患の「分類基準」に合致するかどうかは臨床現場においては二の次であるとしてよい．

> **ロジック** リウマチ性疾患・膠原病は基本的に除外診断であり，その他の疾患（感染症，悪性腫瘍，内分泌疾患など）による症状ではないことが重要．

　以下では筋骨格症状を引き起こしうる内分泌疾患について，診断のポイントを整理する．他章で言及した状態（病態）と重複する部分も多いが，確認の意味で再録した．

更年期障害（エストロゲン低下に伴う関節症状）

　「手指のこわばり」を主訴に来院する患者のなかで，頻度的に最も高いのが更年期障害である．月経周期が不順になる頃から手指のこわばり・動かしにくさを実感するように

 Huggy's Memo

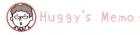 その痛み・こわばり，ひょっとして内分泌？

なり，閉経後数カ月〜1年で改善・消失する．更年期障害に限らず，出産直後，さらには乳癌に対する抗エストロゲン療法を受けている患者でみられるなど，エストロゲンが急速に低下する状態と関連した関節症状である[*1]．

手指のこわばりに加えて，肘の痛み（上腕骨外側上顆の腱付着部痛，俗に言う「テニス肘」の頻度が高い）・股関節痛（正確には股関節ではなく，大転子滑液包の痛み）を訴えることもある．手指関節の診察上，軽度の関節腫脹が触知されることもあり，腫脹よりも圧痛が目立つのが特徴である．血液検査は基本的に正常である．

注意点として，

1) **エストロゲンが急速に低下する時期と関節リウマチの好発年齢が重なること．**
    - → 更年期障害による関節症であることが臨床的に明らかに思われても，初診時には関節リウマチを含めた炎症性関節炎の可能性についてワークアップしたほうがよい[*2]．
2) **早期の変形性関節症による症状が混在する可能性があること．**
    - → 安易に「時間経過ですべての症状が消失する」と患者に保証しないこと[*3]．
3) **帝王切開後に，反応性関節炎のような下肢優位の少関節炎（oligoarthritis）を発症する患者がいること[*4]．**

の3点が挙げられる[*5]．

糖尿病

糖尿病に関連した筋骨格・軟部組織の症状は多く，微小血管障害・神経障害・蛋白質の糖化など多彩なメカニズムが想定されている．皮膚バリアの障害・高血糖による好中球遊走能の低下など，正常な免疫応答が妨げられた状態でもあるため，急性の筋骨格・軟部組織症状については感染症の診断・除外がきわめて重要である．

手指に出現しうる症状として，屈筋腱腱鞘炎（ばね指），ド・ケルバン腱鞘炎に加えて

Huggy's Memo

[*1] 第3章で低エストロゲン状態と関連した関節症と書いたが（→23ページ），正確には「エストロゲン血中濃度が急速に低下する状態」である．

[*2] メイヨー・クリニックの内科医 Dr. Hench は「『関節リウマチ患者が妊娠すると関節炎が軽快する』という観察事実からステロイド生合成のヒントを得た」というのは第7章「ステロイドの使い方」（→58ページ）で触れたとおり．エストロゲン自体に関節リウマチ発症リスクを下げる保護効果があるのかもしれない（Sapir-Koren R, et al：Rheumatoid arthritis onset in postmenopausal women；Does the ACPA seropositive subset result from genetic effects, estrogen deficiency, skewed profile of $CD4^+$ T-cells, and their interactions? Mol Cell Endocrinol **431**：145-163, 2016）

[*3] 閉経が55歳頃と遅めで，早期の変形性手指関節症がある場合，訴えが長く続くことが多い（筆者の個人的感想）．

[*4] 文献的な裏づけに乏しいが，これも筆者（ならびに筆者周囲の何人かのリウマチ科医）の観察による．

[*5] すでに関節リウマチに罹患している患者の疾患活動性が更年期前後に悪化することはしばしば経験されるが，閉経後に関節リウマチ治療のステップダウンが可能であるかどうかについては十分に検討されておらず，リサーチクエスチョンとなりうる．

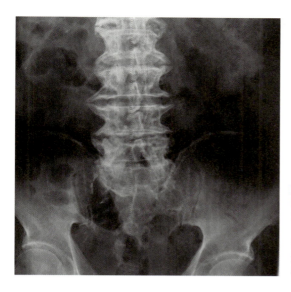

図1　diffuse idiopathic skeletal hyperostosis（DISH）の単純X線写真
70代男性，糖尿病で通院中．右上腕の痛み・しびれについて精査の過程でDISHを指摘された．頸椎〜腰椎に至る広範囲の椎体に骨棘形成を認める．仙腸関節は正常．右上腕の症状は椎間孔狭窄による神経絞扼症状であった．

Dupuytren拘縮，diabetic stiff-hand syndrome（手指の皮膚硬化と関節可動域障害）などがある．手根管症候群も，糖尿病患者において高率（最大20％）にみられる．足趾に糖尿病性ニューロパチーの結果としてのCharcot関節が稀に生じる可能性もある．

筋肉は側副血行路が発達した臓器だが，糖尿病による微小血管障害の結果として，コントロール不良の患者においては糖尿病性筋壊死が生じることもある．糖尿病は壊死性筋膜炎発症のリスクを上げることと併せて注意を要する．

1型・2型糖尿病の患者双方で骨折リスクが上昇していることが知られている．1型糖尿病患者ではしばしば骨密度の低下が認められるが，2型糖尿病患者では骨密度は正常であっても骨脆弱化があるとされている．低血糖や糖尿病性ニューロパチーによる転倒リスク上昇も骨折リスクに関与している．

びまん性特発性骨肥厚症（diffuse idiopathic skeletal hyperostosis：DISH）は，脊椎の前縦靱帯が広範に骨化し，骨棘形成（syndesmophyte）を伴う症候群である（図1）．糖尿病患者においてDISH罹患率が高いことが示されている．体軸型の脊椎関節炎とは異なり，骨棘が椎体から90°方向に突出するように形成され，また仙腸関節や椎間関節は侵されない．神経絞扼による症状がしばしば難治である．足底筋膜炎と糖尿病の関連は明らかではないが，糖尿病患者の単純X線写真で距骨の足底筋膜付着部に骨棘形成を認めることがある[*6]．

Huggy's Memo

[*6] このように，糖尿病には炎症性病態（mild）に加えて線維化病態・骨代謝異常など，個々のリウマチ性疾患で認められる症状が部分的に表現されているように思える．近年，糖尿病が「炎症性病態」という視点からとらえ直されていることと併せて興味深い．しかし一方で，糖尿病の主治医が患者の筋骨格・軟部組織に関連した訴えに興味を示さないことが多いのも残念な事実．

III. リウマチ・膠原病の診断とマネジメント

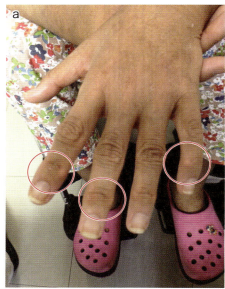
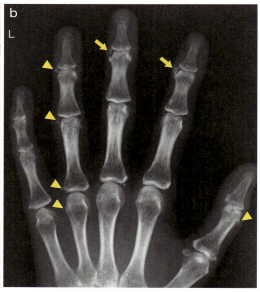

図2　二次性（腎性）副甲状腺機能亢進症による異所性石灰化
a：40歳代女性，維持透析中．手指の疼痛と皮下結節（丸で図示）の評価目的で来院．
b：単純X線写真で皮下結節に相当する部位の異所性石灰化（矢印）が視認できる．それ以外にも複数部位で石灰化を認める（矢頭）．第4指DIPにも石灰化を認めるが臨床的に皮下結節は明らかでない．一方，第5指DIP付近に皮下結節を認めるがX線写真では石灰化を指摘するのは困難．

甲状腺機能低下症

　甲状腺機能低下症による筋症（無症候性の筋逸脱酵素上昇から筋痛，近位筋優位の筋力低下まで）は，外来で診療する機会が多い．甲状腺機能低下症それ自体でも，対称性の多関節腫脹（腫脹以外の炎症所見に乏しい）を起こすことがある[*7]．関節リウマチなどの自己免疫疾患に橋本病を合併しやすいことからも，関節リウマチを疑った場合の初期評価に甲状腺機能を含めたほうがよい．

その他の疾患

　副甲状腺機能亢進症によるCPPD病，副甲状腺機能低下症による異所性石灰化（DISHに類似した脊椎病変を形成することあり），末端肥大症に伴う関節痛・手根管症候群などがある（図2）．透析患者の二次性副甲状腺機能亢進症や骨粗鬆症は「慢性腎臓

Huggy's Memo

[*7] 第3章で「CPPD沈着症候群」の用語を使用したが（→9ページ），『The New England Journal of Medicine』の総説で，CPPD沈着に関連した病態を包括的に "CPPD disease" と呼称することが提案されている（Rosenthal AK, et al：Calcium pyrophosphate deposition disease. N Engl J Med 374：2575-2584, 2016）．「CPPD病」の和訳が定着しているとは言いがたいが，併記する．

病(CKD)に伴う骨ミネラル代謝異常(CKD-mineral and bone disorder：CKD-MBD)」として，管理の重要性が認識されている[*8].

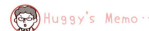Huggy's Memo

[*8] しかし，すでに脆弱性骨折を起こしている透析患者に対する骨粗鬆症治療選択肢は非常に限られている．

III. リウマチ・膠原病の診断とマネジメント

14

膠原病 mimics

Do Not Miss !
- ☑ 膠原病を診断するためには，臨床現場で遭遇する似た症状を呈する他疾患（膠原病 mimics）を知っている必要がある．
- ☑ 血管炎では，一次性の血管炎と，感染症やある種の腫瘍による血管の炎症・途絶とを鑑別する．
- ☑ 全身性硬化症とその mimics の鑑別では，四肢末梢の皮膚硬化が血管内皮の異常とともに認められるという全身性硬化症の特徴から見きわめる．
- ☑ 炎症性筋疾患では，診断の初期にまず考えるべき疾患群と，治療開始後に治療抵抗性を示す場合に考えるべき疾患群がある．

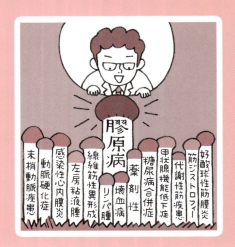

　膠原病・リウマチ性疾患の診断過程において，「同様の臨床症状・徴候を呈する疾患を除外する」ことが重要であることは本書の随所で強調しているとおりだが，以下に個々の疾患について，臨床現場で特に問題となる鑑別診断を挙げる．

血管炎 mimics

　血管炎の臨床症状は，全身性の炎症による症状（発熱，体重減少，全身倦怠感など）と，血管の狭窄・途絶と組織虚血（四肢末梢の壊死など），破綻による症状（紫斑，肺胞出血，腹腔内出血など）によって形成される．これらが明らかな誘因なく生じれば（一次性）血管炎であり，感染症やある種の腫瘍による血管の炎症・途絶と鑑別する必要がある［大型血管炎の鑑別診断は第 10 章（➡ 100 ページ）に記載したので省略］[*1]．

　大型血管炎に分類される血管炎のうち，巨細胞性動脈炎はしばしば側頭動脈を侵すため，生検による診断が可能であり，側頭動脈に炎症が認められた症例の多くで最終診断が巨細胞性動脈炎であったとする報告がある[*2]．一方で側頭動脈に炎症のない巨細胞性動脈炎（extracranial giant cell arteritis）や高安動脈炎では組織学的診断が困難であるため，臨床像と画像所見を参考に治療に踏み切らざるを得ない．また，中型血管炎で罹患

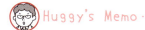

裏タイトル 膠原病を診断するためには膠原病以外を知れ！

[*1] このテーマ全体についての総説．Molloy ES, et al：Vasculitis mimics. Curr Opin Rheumatol **20**：29-34, 2008.

140

する血管は皮膚生検・腎生検で評価可能な血管径より太いため，これも組織学的な血管炎の証拠なしに治療に踏み切らなければならない．

治療前の病像，あるいは治療開始後の「反応性」が非典型的な場合には，以下のような疾患群を見落としていないか再考する．

動脈硬化・末梢動脈疾患

動脈硬化性病変が血管の閉塞・途絶，さらには組織虚血の原因となることがある．通常は臨床経過から容易に鑑別可能であるが，時として壊死組織に由来する強い炎症を伴い，中型・小型血管炎との鑑別が臨床的に困難なこともある（図1，2）．

巨細胞性動脈炎が高齢者の疾患であることから，たとえベースに動脈硬化があったとしても，そこに「血管炎がオーバーラップしている」可能性が残り，確定診断のためには適切な病理組織の採取が必要となる[*3]．

リンパ腫

発熱・炎症反応の上昇と血管の閉塞・狭窄をきたしうる代表的な mimicker（模倣病態）としてリンパ腫が挙げられる．どちらかと言うと血管閉塞は明らかでない場合が多く，発熱・炎症反応の上昇（急性期蛋白としてのフェリチンの上昇を含む）から，成人スティル病の mimicker としても重要だが，例えば血管内リンパ腫では脳梗塞，脊髄病変，末梢神経障害（多発性単神経炎）などの臨床症状を呈しうることが報告されている[i, ii]．

また，末梢性T細胞リンパ腫のいくつかは，腫瘤形成することなく，皮膚の蜂窩織炎様病変などで発症することがあるため，皮膚血管炎との鑑別が問題になる[*4]．

Huggy's Memo

[*2] Cavazza A, et al：Inflamed temporal artery：histologic findings in 354 biopsies, with clinical correlations. Am J Surg Pathol 38：1360-1370, 2014. 側頭動脈 888 検体について，約 40％の 354 検体で炎症所見が認められた．うち 322 症例について臨床経過が判明し，最終診断が巨細胞性動脈炎でなかったものは 5 例（ANCA 関連血管炎 3 例，結節性多発動脈炎 1 例，原発性アミロイドーシス 1 例）であった，とする報告．側頭動脈に所見があれば，診断に多少の異同はあっても「血管炎」の大枠から外れないのかな，と思う反面，リンパ腫・慢性骨髄単球性白血病などの腫瘍細胞が側頭動脈に浸潤していたとする報告もある（Masood I：Perivascular mantle cell lymphoma affecting a temporal artery--a highly unusual cause of temporal headache. Cardiovasc Pathol 20：244-246, 2011）．

[*3] とはいえ，「FDG-PET で偶発的に見つかった大動脈への取り込み＋年齢のみで説明できない程度の軽度の ESR 亢進」については，現時点では CT 画像の経過を追って判断するしかないと思われる．「炎症性大動脈瘤（inflammatory aortic aneurysm）」という，位置づけの難しい概念があり，さらに感染性大動脈瘤の血液培養陽性率は高くない（50〜75％）とされていることからも，少なくとも瘤形成が疑われる症例については血管外科医へのコンサルトが望ましい．逆に血管外科医からコンサルトされた場合は……，どうしましょう．ステロイドがその後の瘤破裂を予防するとは考えにくいが……．

[*4] 例えば，腸管症関連T細胞リンパ腫（enteropathy-associated T-cell lymphoma：EATL），肝脾T細胞リンパ腫（hepatosplenic T-cell lymphoma：HSTL），原発性皮膚未分化大細胞リンパ腫，皮下脂肪織炎様T細胞リンパ腫が挙げられる．後2者はアトピー性皮膚炎の mimicker としても要注意である．

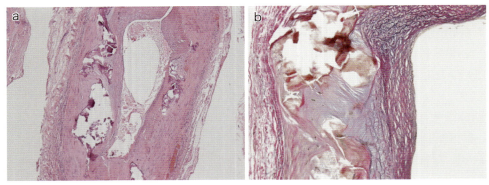

図1　糖尿病で加療中の70歳代男性の側頭動脈病理像
a：ヘマトキシリン・エオシン（HE）染色，b：Elastica van Gieson（EVG）染色
発熱＋FDG-PETでの「側頭動脈への取り込み」が認められたため，紹介受診．側頭動脈生検では，中膜の肥厚が顕著だが内膜が比較的保たれているという，典型的な糖尿病の動脈硬化像が得られた．発熱は（胸部単純X線で視認可能な）肺炎によるものであった．

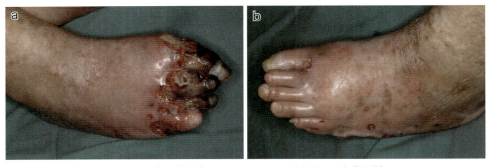

図2　乾癬性関節炎による下肢の関節炎がコントロール不良な40歳代男性
a：右足，b：左足．
もともと末梢動脈疾患は指摘されていたが，約2週間の経過で両側足趾の壊死が急速に進行し，何らかの血管炎の合併が疑われた．右下腿は最終的に離断に至ったが，病理所見では血管炎は認められず，高度の動脈硬化性病変に加えて動脈内腔には器質化した血栓が認められた．

IgG4関連疾患

　IgG4関連疾患（IgG4-related disease：IgG4-RD）は比較的新しい疾患概念であり，罹患臓器へのIgG4陽性形質細胞の浸潤を特徴とする炎症性疾患である．IgG4-RDの約10%で動脈病変を伴うとされている．診断には血清IgG4値が参考になるが，組織学的に確定したIgG4-RDのうちIgG4の上昇（135 mg/dL以上）を認めたものは約50%にすぎないとする報告もある[iii, iv]．IgG4/総IgG比が約20～30%と上昇する（通常は10%未満）ことや，複数臓器病変を伴う重症例では補体の低下傾向が認められることも参考になるかもしれない．後腹膜腫瘤のような所見を呈した場合，リンパ腫との鑑別診断目的で生検が必要となる．画像的には「動脈周囲炎（perivasculitis）」の像をとることが典型的だが，血管閉塞をきたした症例の報告もある[v]．

左房粘液腫

　左房粘液腫は心臓腫瘍の中で最も頻度の高い良性腫瘍である．IL-6 産生による全身症状，僧帽弁閉塞による症状，末梢での塞栓症の三徴（triad）を特徴とする[*5]．経胸壁心臓超音波検査で捉えられない大きさであった場合，診断に時間を要することがある．

感染性心内膜炎

　「ANCA 関連血管炎」項（→ 115 ページ）で述べたとおり，感染性心内膜炎で各種自己抗体が陽性化し，発熱ー血管の閉塞・狭窄に伴う症状から血管炎が鑑別診断に挙がることがある．既に血管炎の診断がついている場合（しばしば免疫抑制療法下にある）に，血管炎の再燃を疑う臨床症状が出現したとしても，まず行うべきは感染症の除外である．

線維筋性異形成

　若年から中年女性にみられる主に中型血管を侵す稀な病態で，ある種の「結合組織病」と想像されている．結節性多発動脈炎を疑うような中型血管の閉塞・狭窄や破綻を認め，その精査過程の血管造影検査で診断されることが多い．血管造影検査で典型的には"string and beads sign"と呼ばれるような狭窄・拡張像を認める（約 85％）．炎症反応の上昇を伴わない．

Behçet 病（血管・神経）

　Behçet 病自体が variable vessel vasculitis（多様な血管を侵す血管炎）に分類される血管炎症候群であるため，「血管炎 mimics」とするのは不適切だが，特に高安動脈炎ならびに中枢神経血管炎（primary angiitis of the central nervous system：PACNS）と鑑別すべき病態として挙げておきたい．欧州からの報告では肺動脈瘤・静脈血栓症の出現に懸念すべきことが強調されているが，一方で，血管 Behçet 病による大動脈の炎症が急速な瘤形成・血行再建後の吻合部動脈瘤の形成に至ることが知られている[*6]．また，PACNS は診断困難な単一臓器血管炎であるが，Behçet 病の中枢神経病変（急性・慢性）は重要な鑑別診断である[*7]．

Huggy's Memo

[*5] 同僚医師の印象深い症例描写によると「診察室内で普通に病歴を聴取している間に，突然がたがたと震えだして 39℃ まで体温が上昇した」とのこと．『ハリソン内科学』には全身症状の例として「発熱，体重減少，悪液質，悪寒戦慄，関節痛，ばち指，Raynaud 現象，高ガンマグロブリン血症，貧血あるいは多血症，白血球増多，血小板減少あるいは増多」が挙げられている．Raynaud 現象と高 IL-6 血症の関連は全身性硬化症の病態生理における IL-6 の役割を考慮すると興味深い．

[*6] この点について，血管 Behçet 病の「雰囲気」を最もよく伝えるのが，「ベーチェット病友の会大阪府支部」の講演会記録（大阪大学医学部附属バイオメディカル教育研究センター臓器移植学　白倉良太助教授「血管ベーチェット病の医療」）であると思われる（http://www.geocities.co.jp/HeartLand-Gaien/4572/koen01/sirakura2.html）．

[*7] PACNS の病理組織は壊死性・肉芽腫性血管炎を特徴とする（ただし生検検体で同所見の感度は低い）が，神経 Behçet 病の病理組織は血管周囲への T 細胞や単球の集簇（perivascular cuffing）を特徴とする．Hirohata S：Histopathology of central nervous system lesions in Behçet's disease. J Neurol Sci **267**：41-47, 2008 が参考になる．PACNS は本邦での疫学もよくわからない謎の疾患．

表1 ACR/EULAR 全身性硬化症分類基準(2013)

項目		点数
手指の皮膚肥厚 (点数の高いほうを採用)	手指腫脹(puffy fingers)	2
	指全体の腫脹(MCPより遠位のみ)	4
指尖部病変 (点数の高いほうを採用)	指尖部潰瘍	2
	潰瘍瘢痕	3
毛細血管拡張 (teleangiectasia)		2
爪上皮毛細血管異常 (abnormal nailfold capillaries)		2
肺病変	肺動脈性肺高血圧症 and/or 間質性肺疾患	2
Raynaud現象		3
強皮症関連特異抗体	抗セントロメア抗体，抗トポイソメラーゼ (抗Scl-70)抗体，抗RNAポリメラーゼⅢ抗体	3

\# 各項目は疾患の経過中のいずれかの時点で存在したものを計算する．
1. 皮膚肥厚・硬化が指からMCP関節の近位に及んでいれば全身性硬化症と分類する．
2. それ以外では上記のスコアリングにて9点以上であれば全身性硬化症と分類する．

壊血病(scurvy)

ビタミンC欠乏症である壊血病が，毛包周囲の点状出血などから「血管炎疑い」とされることがある．本邦においては何らかの理由による偏食が原因となる[*8]．

全身性硬化症 mimics

全身性硬化症(SSc)は，以下の特徴を有する症候群である．

1) さまざまな程度の皮膚硬化が認められる．
2) 血管内皮の異常を反映した徴候(Raynaud現象など)が認められる．
3) 上記1，2が自己免疫的な機序で起こった(起こっている)と推測される．

米国・欧州リウマチ学会の分類基準は表1に示すとおりだが，以下の2点が読みとれる．

① 四肢末梢の皮膚硬化に高ポイントが配分されている(多くの専門家が，それをSScの際立った特徴と考えている)．特にMCP関節より近位部まで及ぶ皮膚硬化があれば，それだけで全身性硬化症と診断可能である．
② 一方で，皮膚硬化が軽度ないしは皆無でも，全身性硬化症に特徴的な臓器障害(間質性肺炎，肺動脈性肺高血圧症)と免疫異常の所見があれば診断できる．

全身性硬化症と鑑別すべき病態として，上掲分類基準には表2の諸病態が挙げられて

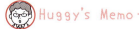

[*8] 「重篤な胃食道逆流症のため一切の柑橘類を摂取していなかった」「『化学物質過敏症』のため自己判断で食事を制限していた」(麻生飯塚病院 清田雅智先生との雑談で教えていただいた)，などの事例がある模様．

表2 全身性硬化症と鑑別を要する疾患

- 腎硬化性線維症
- 全身性モルフィア(generalized morphea)
- 好酸球性筋膜炎
- 糖尿病性浮腫性硬化症(scleredema diabeticorum)
- 硬化性粘液水腫(scleromyxedema)
- 肢端紅痛症(erythromelalgia)
- ポルフィリア(porphyria)
- 硬化性苔癬(lichen sclerosis)
- 移植片対宿主病(graft-versus-host disease)
- 糖尿病性手関節症(diabetic cheiroarthropathy)

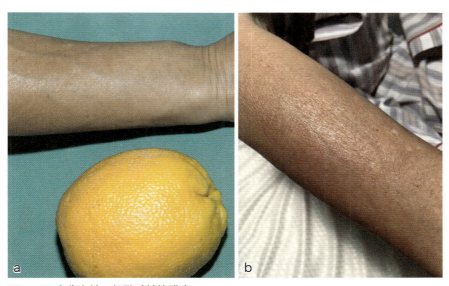

図3　70歳代女性・好酸球性筋膜炎
手背から手指・足背から足趾の皮膚硬化は認めない．来院時白血球数 7,200/μL(好酸球 1,800 μL)．
「オレンジの皮」様の皮膚変化(a)，上肢を挙上させたときの静脈虚脱(b)が特徴的である．

いる．糖尿病の有病率の高さを反映して，実臨床では糖尿病合併症としての皮膚硬化・関節症が鑑別対象となる頻度が高い．そのほか，好酸球性筋膜炎も診療の機会が時折ある(図3)．いずれにしても，四肢末梢皮膚硬化が血管内皮の異常とともに認められるという全身性硬化症の基本ラインを押さえていれば鑑別は容易である．一方で，全身性硬化症に特異的な皮膚病理所見は存在しないため，皮膚硬化をきたす他疾患と全身性硬化症を皮膚生検で鑑別しようとしてはならない．

炎症性筋疾患 mimics

炎症性筋疾患を疑うシチュエーションとして，近位筋優位の筋力低下，筋逸脱酵素(creatinine phosphokinase：CK)の持続的上昇が挙げられる．日常臨床では，薬剤性の筋障害，行軍ミオグロビン尿症，甲状腺機能低下症，ウイルス性筋炎(インフルエンザ

ウイルスなど）がその原因のほとんどを占める．

　しかし，いったん「炎症性筋疾患（多発筋炎など）」と診断し，治療を開始しても，強い治療抵抗性を示す症例が散見される[*9]．筋ジストロフィー（顔面肩甲上腕型筋ジストロフィー，三好型筋ジストロフィーなど），代謝性筋疾患（Pompe病，McArdle病など），ミトコンドリア筋症に加えて，旋毛虫症などの感染症も三次医療機関においては鑑別が必要である[*10]．

📖 文 献

i) Tahsili-Fahadan P, et al：Neurologic manifestations of intravascular large B-cell lymphoma. Neurol Clin Pract **6**：55-60, 2016
ii) Kelly JJ, et al：Lymphoma and peripheral neuropathy：a clinical review. Muscle Nerve **31**：301-313, 2005
iii) Wallace ZS, et al：IgG4-related disease：clinical and laboratory features in one hundred twenty-five patients. Arthritis Rheumatol **67**：2466-2475, 2015
iv) Stone JH, et al：Diagnostic approach to the complexity of IgG4-related disease. Mayo Clin Proc **90**：927-939, 2015
v) Perugino CA, et al：Large vessel involvement by IgG4-related disease. Medicine（Baltimore）**95**：e3344, 2016（冠動脈閉塞をきたして突然死したIgG4-RDの症例報告）

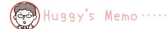

[*9] Hilton-Jones D：Myositis mimics：how to recognize them. Curr Opin Rheumatol **26**：663-670, 2014．記載が若干型破りな総説で，「筋疾患のゲシュタルト」に着目すべきことを強調する．筋生検での炎症所見に引っ張られないこと．
　そのほかのより網羅的な筋炎の鑑別を扱った総説として，Michelle EH, et al：Myositis mimics. Curr Rheumatol Rep **17**：63, 2015がある．
[*10] 米国リウマチ学会2015の症例報告セッションでbest caseに選ばれた症例．オーストラリア在住の71歳男性，ステロイド・メトトレキサート・シクロホスファミド・免疫グロブリン大量療法に抵抗性の筋力低下・CK上昇 → 筋生検で「同定不能の」線虫（nematode）が発見された．筋炎発症前にタスマニアデビルの肉を「食べた」とのこと．

索 引

和文

あ

アキレス腱痛　30
アザチオプリン　78
　　—— の処方　79
　　—— の代謝　79
　　—— の副作用　78
アセトアミノフェン　89
悪性腫瘍　47
足の痛みの鑑別診断　30
圧痛　17

い

イグラチモド　89
インフラマソーム　53
痛み
　　——, 肩の　24
　　——, 関節の　10, 16
　　——, 全身の　117, 125
痛みの鑑別診断
　　——, 足の　30
　　——, 肩の　28
　　——, 手指関節の　22
　　——, 全身の　119
一次性線維筋痛症（FMS）　125
一過性黒内障　113
院内発症不明熱　43

え

エストロゲン　136
エストロゲン低下に伴う関節症状　135
炎症性筋疾患（IIM）　107, 145
　　—— の自己抗体　108
　　—— の診断プロセス　109
炎症性腸疾患　ix, 10
炎症性腰痛　ix, 13, 124
炎症の4徴候　12
炎症反応　45, 125
遠位指節間関節　xi, xvii, 79

お

大型血管炎　109, 111
　　—— の鑑別診断　112

か

カルシニューリン拮抗薬　75
下肢　39

化膿性関節炎　128
回旋筋腱板　26
回旋筋腱板断裂　26
潰瘍, 動脈性　40
壊血病（scurvy）　144
獲得免疫　49, 50
顎跛行　113
肩
　　—— の痛み　24
　　—— の痛みの鑑別診断　28
　　—— の診察　24
　　—— のリハビリテーション　98
肩関節の解剖　24
滑膜炎　12, 87, 94
乾癬　xi, 53
乾癬性関節炎　xi, 11, 21
乾燥症状　116
間質性肺炎　108, 132
　　——, 急性・亜急性　132
寛解　72
感染症による関節炎　22
感染性心内膜炎（IE）　47, 115, 143
関節
　　—— の痛み・炎症　10
　　—— の痛みの診察　16
　　—— の腫脹　18
　　—— の診察　15
関節炎　xviii, 12, 87
　　——, 感染症による　22
　　——, 乾癬性　11
　　——, 結晶性　11, 22
　　——, 手指　18
　　——, 脊椎（SpA）　ix, xviii, 21, 121
　　——, 痛風性　viii, xix, 10
　　——, 反応性　xix
　　——, 淋菌性　viii, 10, 22
関節炎症候群　101
関節腔内ステロイド注射　90, 98
関節症, 変形性　xix, 11
関節症状に対する即席リウマチ診療　10
関節診察の目的　18
関節痛の原因　16
関節リウマチ（RA）
　　　　　　x, xviii, 18, 21, 22, 53, 84, 138
　　—— に対する生物学的製剤・小分子標的薬　98
　　—— に典型的な骨びらん　85
　　—— の鑑別診断　86
　　—— の疾患活動性評価　91
　　—— の手術相談のタイミング　97

147

関節リウマチ
　—— の診断　84
　—— の診断と治療の流れ　91
　—— の単純 X 線写真　85
　—— の治療目標　91
　—— の分類基準　85, 87
関節裂隙狭小化　85
関連痛　27
顔面　38

き

偽痛風　xii, 10
急性・亜急性間質性肺炎　132
急性 B 型肝炎　viii, 10, 13
急性 HIV 感染症　10
急性横断性脊髄炎　133
急性多発関節炎　viii
急性単関節炎　xii, 128
巨細胞性動脈炎
　　　　　　　ix, 112, 113, 119, 129, 130, 140
近位指節間関節　x, xi, xiv, xvii, 19
菌血症　13
筋逸脱酵素（CK）　145
筋骨格症状　135
　——, 結晶沈着に関連した　124
　——, 内分泌疾患による　135
筋骨格の診察　15

け

経口抗リウマチ薬　88
血管炎　109, 128, 129, 140
　——, 大型　109, 111
　——, 小型　109
　——, 中型　109, 114
　—— の 3 分類　109
　—— の鑑別診断，大型　112
　—— の種類　110
　—— の診断　109
血管炎症候群　101
血管障害　34
血栓性微小血管障害（TMA）　130
血液培養　48
結核　47, 66
結晶性関節炎　xii, 11, 22
結晶沈着に関連した筋骨格症状　124
結節性紅斑　34, 38
結節性多発動脈炎　40, 114, 128, 129
肩峰下滑液包炎　25, 26
腱付着部炎　30
顕微鏡的多発血管炎（MPA）　115

こ

コルヒチン　54
ゴルフ肘　23

小型血管炎　109
古典的不明熱　43
股関節
　—— の解剖　28
　—— の診察　28
股関節痛　12
口腔内　38
甲状腺機能異常　23
甲状腺機能低下症　138
甲状腺疾患　13
好酸球性筋膜炎　145
好酸球性多発血管炎性肉芽腫症（EGPA）　115
好中球　50
好中球減少時の不明熱　43
抗核抗体　100, 104, 107
　——, SLE 発症に先立つ　104
　—— が陽性となる病態　105
抗核抗体症候群　100
抗好中球細胞質抗体（ANCA）　109
更年期障害　viii, 10, 23, 135
紅斑
　——, 結節性　34, 38
　——, 爪周囲の　36
高齢発症関節リウマチ（LORA）　119
睾丸が痛い不明熱　115
睾丸痛　114
膠原病　100
　—— の診断　100
　—— の分類　100
骨粗鬆症　67
骨びらん　85
骨密度低下，ステロイド使用による　67

さ

サラゾスルファピリジン　88
サルコイドーシス　ix, 10
左房粘液腫　143
細胞浸潤　34
三角筋下滑液包炎　25

し

シクロスポリン　75, 77
　—— の処方　77
自然免疫　49, 50
自己炎症症候群　101
自己炎症性疾患　51
自己抗体陰性不明熱　46
自己調整能　49
自己免疫性疾患　49, 51
　—— の治療原則，免疫システムから推測する
　　　　　　　　　　　　　　　　　　54
指趾炎　19
紫斑　34
持続時間　10

膝関節 →「ひざ」を見よ
手指，全身性エリテマトーデスの　37
手指関節
　——　の触診　20
　——　の診察　19
手指関節炎　18
手指関節痛の鑑別診断　22
手指屈筋腱鞘炎　22
手掌
　——，全身性エリテマトーデスの　37
　——　の触診　21
腫脹　17
　——，関節の　18
樹状細胞　50, 51, 53
出血点，爪周囲の　36
上腕骨外側上顆炎　23, 24
上腕骨内側上顆炎　23
上腕二頭筋長頭腱　26
　——　の走行　27
上腕二頭筋長頭腱炎　25
触診
　——，関節痛の　17
　——，手指関節の　20
　——，手掌の　21
身体診察　15
　——，リウマチ性疾患・膠原病の　19
神経 Behçet 病　133

す

ステロイド　5, 58, 90, 130
　——，治療の3原則　59
　——　と免疫抑制薬　71
　——　の使用例　63
　——　の投与法　62
　——　の副作用対策　64
　——　の副作用と時系列・プレドニゾロン換算した用量の関連　65
　——　の臨床効果　60
ステロイド潰瘍　96
ステロイド使用による骨密度低下　67
ステロイド性骨粗鬆症（GIO）　67, 121
　——　の治療　69
　——　の予防　67
ステロイド投与時
　——　の感染症予防　64
　——　の骨粗鬆症予防　67
　——　の消化性潰瘍予防　69
ステロイドパルス療法　61

せ

生物学的製剤・小分子標的薬，関節リウマチに対する　98
成人スティル病　ix, 10
性関連感染症（STD）　10

脊椎関節炎（SpA）　ix, xviii, 21, 121
　——　の分類　122
線維化　34, 35
線維筋性異形成　143
遷延する発熱　130
全身性エリテマトーデス（SLE）
　　　　　　　　xv, 36, 53, 63, 101
　——　の手指　37
　——　の手掌　37
　——　の診断プロセス　106
　——　の治療薬，妊娠中に使用してよい　78
　——　の発症に先立つ抗核抗体　104
全身性エリテマトーデス分類基準　102
全身性強皮症　116
全身性硬化症（SSc）　xvi, 35, 108, 116, 132, 144
　——　と鑑別を要する疾患　145
全身性硬化症分類基準　144
全身の痛み　viii, 117, 125
　——　の鑑別診断　119

そ

ソーセージ様指　19
爪周囲紅斑　xiii, xv, xvi, 36, 108
爪周囲の出血点　36
爪上皮延長　xvi, 108
足関節周囲の滑液包・付着部　30
足関節の診察　30
足趾の診察　30
足底筋膜炎　30

た

タクロリムス　75, 77, 89
ダーモスコープ　36
多発筋炎　107
多発血管炎性肉芽腫症（GPA）　115
体幹部　39
体軸性脊椎関節炎　10
大転子滑液包炎　28
高安動脈炎　ix, 10, 111, 112, 140
弾発指　21, 22

ち

中型血管炎　109, 114
中手指節関節　x, xi〜xvii, 19
中枢神経症状　132
中足趾節関節　x, xvii
肘関節 →「ひじ」を見よ
長期罹病関節リウマチ患者　93
蝶形紅斑　xv, 33, 38

つ

痛風　53
痛風性関節炎　viii, xix, 10
爪　36

て

テニス肘　23, 24, 136
テリパラチド　67
手関節
　──の診察　19
　──の伸展と負荷　20
手の鑑別診断　22
低エストロゲン状態　23

と

ド・ケルバン腱鞘炎　21, 22
疼痛の部位と疾患の関連　21
糖尿病　23, 136
頭皮　38
頭皮痛　113
動脈硬化・末梢動脈疾患　141
動脈性潰瘍　40

な・に

内分泌疾患　23, 135
　──による筋骨格症状　135
軟部組織の診察　15
ニューモシスチス肺炎（PcP）　64

は

パルボウイルス B19 感染症　viii, 10, 117
ばね指　21, 22
播種性淋菌感染症（DGI）　117
発熱　41
　──, 遷延する　41, 130
発熱物質とサイトカイン　42
反応性関節炎　xix

ひ

ビスホスホネート　67
ビタミン D　67
びまん性特発性骨肥厚症（DISH）　137
皮膚解剖　33
皮膚筋炎（DM）　xiii, 36, 107, 132
皮膚硬化　xvi, 108
皮膚診察　32
膝関節
　──の主要な滑液包　29
　──の診察　29
膝関節炎, 左右の　17
膝関節痛　29
膝のリハビリテーション　98
肘関節　37
肘関節炎　24
肘関節裂隙の位置　24
肘の診察　23

ふ

ブシラミン　89
不明炎症　45
不明熱（FUO）　41, 113
　──, HIV 関連の　43
　──, 院内発症　43
　──, 古典的　43
　──, 睾丸が痛い　115
　──, 好中球減少時の　43
　──, 自己抗体陰性　46
　──で疑わしい疾患群　47
　──の原因疾患　44
　──の再定義, Durack と Street による　43
　──の定義　42
副甲状腺機能亢進症　138
副甲状腺機能低下症　138
副作用の伝え方　80
複視　ix, 113
分枝様皮斑（livedo racemosa）　34, 39

へ

ヘリオトロープ疹　35, 38
変形性関節症（OA）　xvii, xix, 11, 21, 22

ま

マクロファージ　50, 51, 53
末梢性脊椎関節炎（peripheral SpA）　22
末端肥大症　138
慢性多関節痛　125

み

ミゾリビン　79
　──の処方　80

め

メイド膝　29
メチルプレドニゾロンの臨床効果　61
メトトレキサート　73, 84, 88
　──の処方　74
　──の副作用予防　74
　──を開始するにあたっての注意点　88
免疫システムから推測する自己免疫性疾患の治療原則　54
免疫反応　53
免疫不全　49
免疫抑制薬　71
　──の選択　72

も

モートン神経腫（Morton's neuroma）　30
網状皮斑（livedo reticularis）　39

や・ゆ・よ

薬剤誘発性ループス　106
指　36
葉酸　88
腰痛，炎症性　13

り

リウマチ・膠原病診療の 4 ステップ（SPRF）
　　　　　　6, 118
リウマチ・膠原病のスナップ診断――年齢・性別・
　主訴からの鑑別診断　9
リウマチ性疾患
　――の緊急事態　126
　――への基本ストラテジー　14
リウマチ性多発筋痛症（PMR）
　　　　viii, xiv, xviii, 10, 13, 22, 66, 112, 117, 119
リンパ腫　47, 141
淋菌性関節炎　viii, 10, 22
臨床的寛解　91

わ

腕頭関節裂隙の位置　24

欧文

A

ADAMTS-13　131
ADL　94
ANCA（anti-neutrophil cytoplasma antibody）
　　　　109
ANCA 関連血管炎　115

B

B 型肝炎，急性　viii, 10, 13
B リンパ球　53
Baker 嚢胞　29
Behçet 病　133, 143

C

CAPS（catastrophic antiphospholipid syndrome）
　　　　131
Churg-Strauss 症候群　115
CK（creatinine phosphokinase）　145
CNS ループス　132, 133
COX-2 阻害薬　89
CPPD 沈着症候群　ix, xii, 10, 22
Crohn 病　ix, 10
crowned dens syndrome　xii, xiv

D

dactylitis　xi, 19
DAS28　92

DGI（disseminated gonococcal infection）　117
DIP 関節，手指　xi, xvii, 19
DISH（diffuse idiopathic skeletal hyperostosis）
　　　　137
DM（dermatomyositis）　107

E

EGPA（eosinophilic granulomatous polyangiitis）
　　　　115
Eichhoff テスト　20
empty can テスト　26
erosion　85

F

FDG-PET　46
FMS（fibromyalgia syndrome）　125
FRAX®　69
FUO（fever of unknown origin）　41

G

GIO（glucocorticoid-induced osteoporosis）　67
　――の治療　69
　――の予防　68
Gottron 丘疹　35, 36
Gottron 徴候　xiii, 108
GPA（granulomatous polyangiitis）　115

H

Hawkins テスト　26
HIV 感染症，急性　viii, 10
HIV 関連の不明熱　43

I

IE（infective endocarditis）　115
IgA 血管炎　38
IgG　53
IgG4 関連疾患　142
IIM（idiopathic inflammatory myopathies）　107

J

joint space narrowing　85

L

livedo racemosa（分枝様皮斑）　34, 39
livedo reticularis（網状皮斑）　39
LORA（late-onset rheumatoid arthritis）　119

M

MCP 関節　x, xix〜xvii, 19
mechanic's hand　36
Morton's neuroma（モートン神経腫）　30
MPA（microscopic polyangiitis）　115
MPO-ANCA 陽性 ANCA 関連血管炎　63
MTP 関節　x, xvii

N

Neer テスト　26
neuropsychiatric SLE(NPSLE)　132
NSAIDs　89

O

OA(osteoarthritis)　xvii, 22
OPQRST　9

P

painful arc sign　26, 27
palpable purpura　35, 38
PcP(pneumocystis pneumonia)　64
peripheral SpA(末梢性脊椎関節炎)　22
PIP 関節，手指　x, xi, xiv, xvii, 19
PMR(polymyalgia rheumatica)
　　　　　viii, xiv, xviii, 10, 13, 22, 66, 117, 119
　——の検査所見　120
　——の治療　120, 121
prednisone の臨床効果　60

R

RA(rheumatoid arthritis)　x, xviii, 22, 84
　——に対する生物学的製剤・小分子標的薬　98
　——に典型的な骨びらん　85
　——の疾患活動性評価　91
　——の診断　84
　——の単純 X 線写真　85
　——の治療目標　91
RA 手術相談のタイミング　97
RA 診断と治療の流れ　92
RA 分類基準　85
Raynaud 現象　xvi, 34, 36, 116

referred pain　27
rotator cuff　26
RS3PE(remitting seronegative symmetrical synovitis with pitting edema)　22

S

scurvy(壊血病)　144
Sjögren 症候群　116, 133
　——による急性横断性脊髄炎　133
SLE(systemic lupus erythematosus)
　　　　　　　　　xv, 36, 53, 63, 101
　——の手掌・手指　37
　——の診断プロセス　106
　——の治療薬，妊娠中に使用してよい　78
　——の発症に先立つ抗核抗体　104
SLE 分類基準　102
SpA(spondyloarthritis)　xviii, 21, 121
SPRF サイクル　6, 47, 118, 134
SSc(systemic sclerosis)　xvi, 35, 108, 116, 144
STD(sexually transmitted diseases)　10
ST 合剤　64, 66
synovitis　12, 87

T

T リンパ球　53
TMA(thrombotic microangiopathy)　130, 131
Treat to Target　84, 90
T-score　69
TTP(thrombotic thrombocytopenic purpura)　131

W・Z

Wegener 肉芽腫症　115
Z-score　69